Beloved mother and child

至爱母婴

长胎不长肉：
孕期体重管理全书

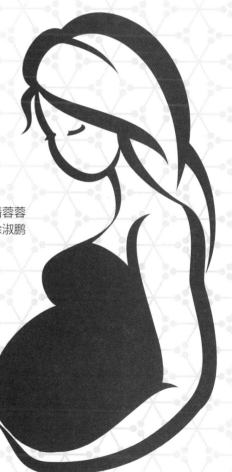

编委会

主编：

张钰仟　冯海波

副主编：

刘双园　魏素珍　郑志钰　翁燕

编委（按姓氏排名）：

陈宝真　常瑜曼　范灵　冯敏　胡盼　李霞　林桥英　刘巍巍　潘蓉蓉
邱晓云　沈海萍　王芳　王华　王楠　翁艳芬　吴珠琪　肖雪梅　徐淑鹏
于乔云　袁晓波　张东方　张洁静　张倩倩　周军秀　周云

江苏凤凰科学技术出版社

图书在版编目（CIP）数据

长胎不长肉：孕期体重管理全书 / 张钰仟，冯海波主编 . -- 南京：江苏凤凰科学技术出版社，2018.1
ISBN 978-7-5537-1709-8

Ⅰ.①长… Ⅱ.①张… ②冯… Ⅲ.①孕妇—营养卫生—基本知识②产妇—营养卫生—基本知识 Ⅳ.① R153.1

中国版本图书馆 CIP 数据核字 (2017) 第 198828 号

长胎不长肉：孕期体重管理全书

主　　　编	张钰仟　冯海波	
责 任 编 辑	祝萍　陈艺	
责 任 监 制	曹叶平　方晨	

出 版 发 行	江苏凤凰科学技术出版社	
出版社地址	南京市湖南路1号A楼，邮编：210009	
出版社网址	http://www.pspress.cn	
印　　　刷	徐州绪权印刷有限公司	

开　　　本	787mm×1092mm　1/16	
印　　　张	16	
字　　　数	250 000	
版　　　次	2018年1月第1版	
印　　　次	2018年1月第1次印刷	

标 准 书 号	ISBN 978-7-5537-1709-8	
定　　　价	49.80元	

图书如有印装质量问题，可随时向我社出版科调换。

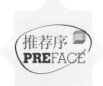

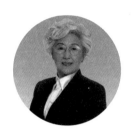

孙树侠

世界卫生组织健康教育促进研究中心顾问
中央国家机关健康大讲堂讲师团专家
卫计委健康教育指导首席专家
卫计委社区教育健康专家
中国保健协会食物营养与安全专业委员会会长
中国健康教育协会常务理事

把健康当成一种信仰

很多媒体说我是"最美中国老太太",我愧不敢当。作为一名"资深"的营养师,我只是将营养学用在了自己身上,注意饮食,坚持锻炼。尽管我 70 多岁了,脸上皱纹却很少,身材也算"苗条",腰腹部还有三条"肌肉",感觉身体并没有因为年纪越来越大而变差,而心态却越来越平和。

作为中国早期的营养师之一,我培养出了 4 万多名营养师,做过不计其数的营养讲座,就是希望以自己的学识和能力帮助更多人,让他们健康生活,在营养和养生上受益。所以当知行健营养学院的张钰仟和她的先生冯海波让我为他们的书作序时,我欣然答应了。这两位都是非常优秀的年轻人,有学识,有闯劲,我希望他们能将更多的营养理论传播出去,更多地为我国的营养事业做贡献。

我始终认为,健康是一种信仰,为自己健康而努力是美德,为别人健康而努力是公德,为健康事业而努力是大德,只要为健康努力就非常值得。女人怀孕是一生中的大事,孕期的营养管理更关乎两代人的健康,因此更是重中之重,不啻一件"功德"。

目前,我国孕产妇的突出问题是盲目进补,认为补充营养就是多吃、多长肉。因此,一怀孕,家人就开始不停地炖老母鸡汤、猪蹄汤等,但这样做并不能保证身体获得真正需要的营养。很多孩子生出来很胖,但是智力、骨骼、视力、精细动作等发育都不是很理想,而很多孕妈妈在产后为了恢复身体,不得不想尽办法减肥。

所谓"瘦孕"、"长胎不长肉"，是说孕妈妈孕期体重大部分都应增长到孩子身上，而自己则跟怀孕前相比变化不大，产后还能拥有较好的身材。因此那种一怀孕恨不得天天大补的做法是不科学的，有些贪吃的孕妈妈借着怀孕的机会大吃特吃也是不提倡的。

要同时兼顾孕妇和胎儿的健康，首先要知道孕期的体重长在哪里：造成孕妇体重增长的因素有羊水、胎盘、胎儿、增大的乳腺和子宫，为将来哺乳做的脂肪储备等。孕妇在整个妊娠期增加的最佳体重是11~12kg。正常孕妇怀孕头3个月，体重每月增加0.5kg左右；此后每月增加不宜超过2kg，一周不要超过0.5kg；怀孕7~8月时，体重增长速度开始逐渐放慢。体重增长过多容易患妊娠期糖尿病、妊娠期高血压等疾病，增长过少也更容易出现早产、低体重儿。因此，在孕前、孕中、孕后三个阶段都要科学地控制体重。

但具体如何把握孕期饮食，既能很好地满足胎儿的需要，又避免过多的脂肪贮备，而不是"孩子健康，母亲却健康受损或形象变差"，这是一个系统的大工程。一部分孕妇可能凭运气做到了这一点，还有一部分孕妇通过接受指导或自我学习做到了这一点，而更多的孕妇则没有做到这一点。

幸运的是，张钰仟和冯海波两位老师在本书中，对这一话题进行了深入的探讨。他们从营养学的角度出发，结合孕期理论知识，细化孕早、中、晚期及产后的营养餐单，加上孕期运动，打造了一本科学、健康的孕期营养书，给孕妇手把手的具体指导，显示出他们多年来在此领域的知识和经验积累，让每个孕妈妈都可以做到营养和美丽两不误。

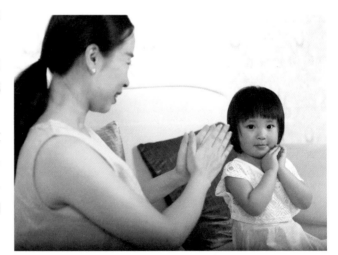

各位孕妈妈若想在怀孕的过程中将体重增加控制在12kg以内，而且生产完迅速瘦身恢复好身材，请参考本书，我有理由相信并期待各位孕妈妈都是孕美人！

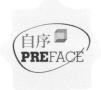

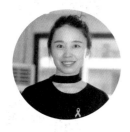

✿ 张钰仟

国家一级公共营养师，高级育婴师
深圳知行健国际健康管理首席专家
深圳拓荒牛营养俱乐部营养导师
中粮集团孕产妇儿童营养顾问

做个好女人，幸福三代人

打算写这本书的时候，我还在怀二胎，除了肚子隆起，四肢还是纤细的，也没有什么孕期的不适，精神蛮好，所以我说要写书，也没有人以"孕妇好好歇着"等理由来反对。现在儿子小羽已经会爬了，本书的工作也接近尾声。而我早在月子期就开始工作，身材也早已恢复苗条，继续当我的"职场丽人"。

说这些，是因为做儿童营养和孕产期营养多年，很多妈妈向我诉苦："怀孕后家人让我使劲吃，孩子生完了，肚子还是鼓鼓的，别人还在问我几个月了。怀孕真是一道坎儿啊！"

其实这种情况很普遍，我们身边的孕妇十之七八都是比较胖的。我有几位学员，孕期体重增长了 25kg，甚至 30kg，结果生出来的宝宝只有 2.5kg；而有的妈妈孕期几乎不怎么发胖，生出来的宝宝却有 3kg。这其实就是我们常见的"长胎不长肉"和"长肉不长胎"的两种孕期表现。

的确，孕妇是最讲究饮食营养的人群。她们将一个小得看不见的受精卵孕育成五脏俱全的成熟胎儿，在这过程中，饮食营养是最重要的支持。很多老一辈的观念是，孕妈妈越能吃，宝宝发育得越好；妈妈体重增加得多，宝宝就会个头大、身体壮。这种观念其实是错误的。胎儿发育理想，母亲身体也没有脂肪超标——这才是一次正常的妊娠生育，大部分人都应该如此。

首先，女性怀孕后，营养是优先供给胎儿的。孕妇营养只要不是极度贫乏，对胎儿的影响都是有限的。即使孕妇营养不够，她身体原本储存的蛋白质、脂肪、糖、钙、铁、维生素 A 等脂溶性维生素也会优先供给胎儿。

另外，孕期体重增长过快、过多，对胎儿并无益处。因为胎儿需要的营养是从母体血液中摄取的，与母亲身上的脂肪几乎毫无关系。过多地进补，不一定会让胎儿长得快，却很可能会让孕妇的身体脂肪堆积。这不仅会导致产后身材恢复困难，还会增加患妊娠糖尿病、妊高症的风险；还可能会导致胎儿过大，增加难产、早产的概率，甚至影响孩子成年后的健康。

我们在街上常常会看到这样的情况：妈妈带着孩子，妈妈胖，孩子也很胖；如果妈妈瘦，孩子也相对瘦。也许你会说，这是遗传吧？然而，统计数据显示，肥胖的人群中只有三分之一真正源自于遗传，其他都源自于不健康的生活方式。肥胖家庭产生的原因，除了是基因的问题，更重要的是不健康的生活方式。

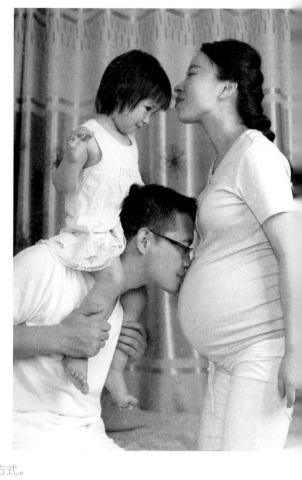

我们常常说"一个好女人，幸福三代人"。现今社会的"好女人"，除了具备文化道德修养和智商、情商外，还需要具备一定的"健商"：她知道该如何管理好自己的健康，从而引导孩子养成好的生活习惯与健康习惯。这不仅对维持自己的体重有好处，也有利于管理孩子的体重和健康。而孕期科学的体重管理正是这种"健商"的重要体现，不仅对自身和胎儿的健康有益，还有利于全家甚至下一代形成健康的生活方式。

这本书，是我和我的先生——知行健营养学院院长、深圳拓荒牛营养俱乐部董事、营养导师冯海波，通过总结多年的工作经验，结合怀孕不同时期的营养特点，细化孕早、中、晚期及产后的营养餐单，搭配健康的运动方式，打造的健康孕期营养书。当然，其中也有我自己两次孕期的亲身体验。我们希望这本书可以帮助广大孕妈妈成功实现"长胎不长肉"、健康又美丽的美好愿望，轻松孕育，产后快速恢复窈窕身材！

当然，我们在书中要传达的理念，不单单是女性在怀孕的过程中要健康享"瘦"，更重要的是，在这个过程中要为即将出生的孩子树立良好的榜样，让他们养成健康的生活习惯，拥有强健的体魄和乐观的心态，并一代代传递下去！

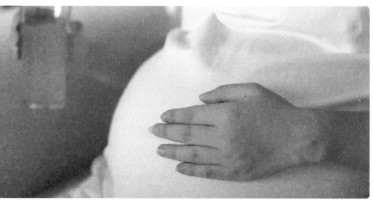

目录
CONTENTS

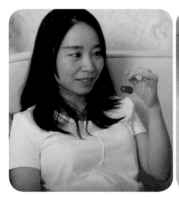
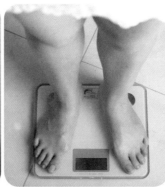
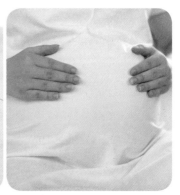

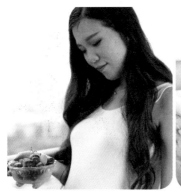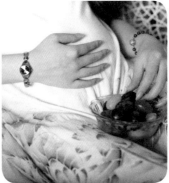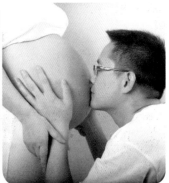

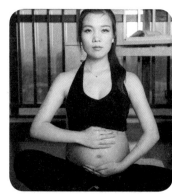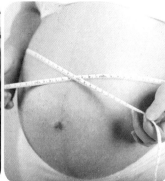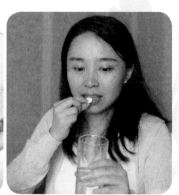

PART 05　孕晚期（28~40周）：关注七大关键营养素，促进胎宝宝智力发育　**151**

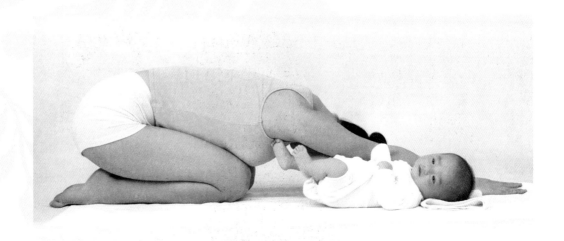

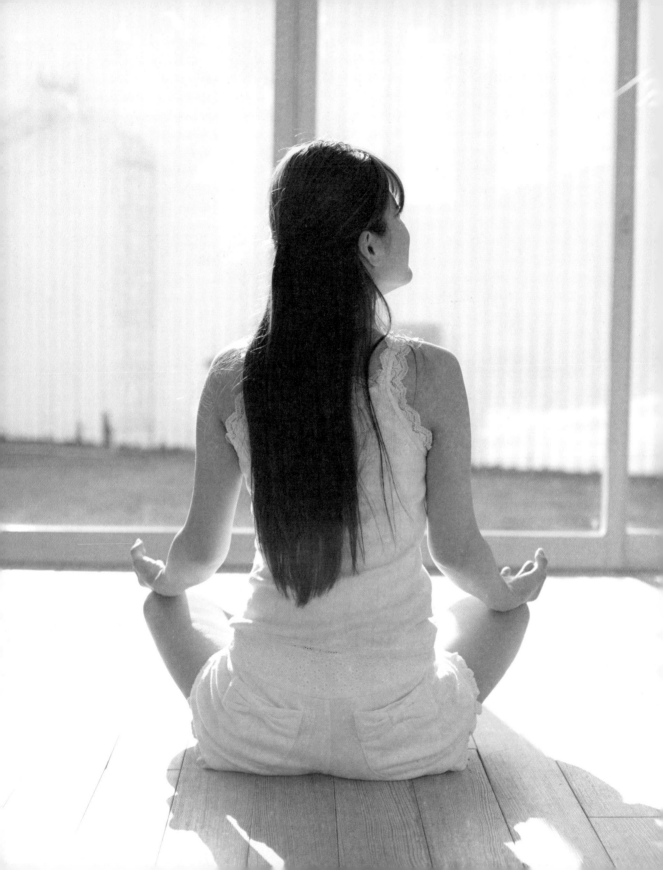

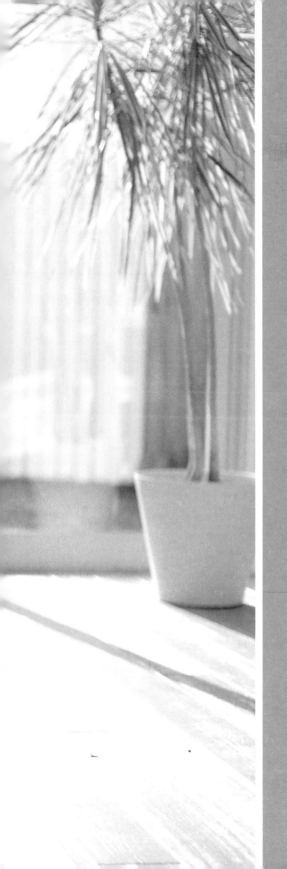

PART 01

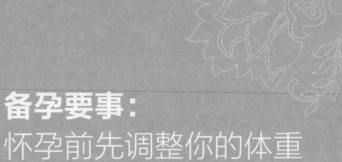

备孕要事：
怀孕前先调整你的体重

鱼，我所欲也；熊掌，亦我所欲也。

生孩子和保持身材能不能兼顾呢？

能！但要未雨绸缪，孕前半年或一年就要调整体重，

不要胖也不要瘦，一切都要刚刚好。

来，让我们一起迈出万里长征至关重要的第一步吧！

一、瘦孕的关键：孕前就要控制体重

我生完大女儿没多久，推着宝宝出去散步的时候，一个很久没见面的街坊惊讶地说："你什么时候生的宝宝啊？天啊！怎么没看见你蹒跚、臃肿的样子啊！现在的身材也不像刚刚生过孩子啊！你怎么做到的？"

现在怀二胎了，下个月就要生了，还是有很多人跟我说："不看肚子的话，真看不出来你现在是个孕妇！"

是的，很多人羡慕我有一个"怀孕都不胖"的体质。但其实，我并不是什么都不做，完全靠着爹妈给的好体质就能保持身材的。作为一个营养师，我在给人提供科学健康的营养方案时，对自己当然更是不遗余力地"关爱"，在保证孕期营养的同时，也好好地调养了自己的身体，真正地做到了"宝宝健康，妈妈苗条"！

当然，"罗马不是一天建成的"。准备怀孕前，就要开始控制体重了，太胖的要减肥，太瘦的要增肥。过胖或者过瘦都会影响体内的内分泌，不利于受孕，对妈妈产后的恢复也不利。

● 太瘦了，"土壤"贫瘠不易怀孕

准备怀孕的女性朋友，如果太瘦，营养跟不上，机体脂肪量不够，很容易出现内分泌紊乱、雌激素水平低下等情况，此时子宫内膜就像一片贫瘠的土壤，受精卵很难着床，因此就不容易受孕。有数据表明，6%的不孕症患者的病因就是体重过轻，这可不是危言耸听哦！其实这也很容易理解，女性要维持正常的月经、妊娠和哺乳等生理功能，体内的脂肪含量必须达到体重的 22% 以上。因为女性每次月经都要消耗一定的脂肪量，如果太瘦、脂肪量过低，会造成月经周期不规律，不排卵或闭经，从而影响受孕。

另外，怀孕是个力气活。孕妈妈过瘦很容易发生贫血、缺钙等营养不良的情况，自己营养都不够，怎么能补充胎儿呢？势必会造成胎儿发育不良。胎儿在子宫内发育迟缓的可能性也比较高，流产、早产的概率也高于正常孕妈妈。

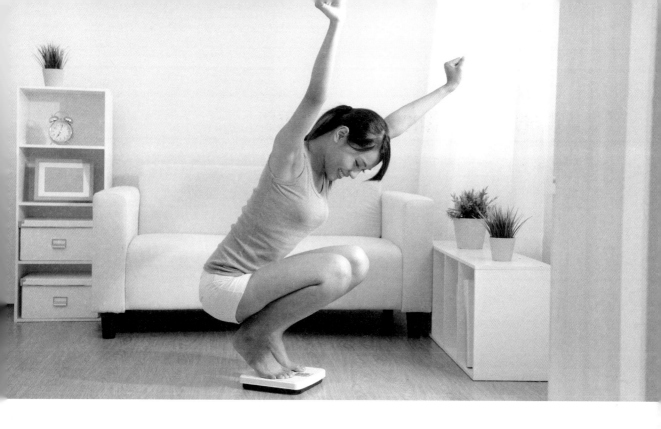

● 太胖了，孕育环境风险多

太胖的话，不仅会导致排卵周期紊乱，还会导致卵子数量减少，卵子发育成熟缓慢，这种情况下受精卵也不容易在子宫内膜上着床。肥胖还会导致女性雌激素水平降低，雄激素水平升高，也会导致不容易受孕。有研究发现，腰围／臀围的比值每增加 0.1，受孕的机会就会减少 30%。

孕前太胖，就算怀孕了也容易出现各种风险。比如容易出现巨大儿，剖宫产的概率也会升高，同时孕妈妈也容易出现妊娠糖尿病、充血性心衰等问题。分娩后减轻体重也较正常体重妈妈困难，甚至很容易变成易胖体质，肥胖很可能要陪你一辈子。

孕妈妈脂肪过多还会影响下一代的长期健康，增加下一代得代谢紊乱综合征的风险，甚至影响到下一代的生育能力。所以说，肥胖带来的危害不是只持续几年，而是至少持续几十年；不是一代人的生育能力受影响，而是至少两代人的生育能力都要受影响。

> **代谢综合征**是指人体的蛋白质、脂肪、碳水化合物等物质发生代谢紊乱的病理状态，是一组复杂的代谢紊乱症候群，是导致糖尿病、心脑血管疾病的危险因素。

二、你的体重，真的适合怀孕吗？

好了，现在你知道了太胖太瘦都不利于怀孕，是不是正庆幸地说："幸好还没有怀孕，还来得及改变体重。"但接下来心又突然被提起：那我要瘦多少斤，或者胖多少斤才适合怀孕啊？不要急，接下来我就要说这个问题。

因为每个人的体型不一样，体重、身高不同，所以最适宜怀孕的体重没有准确的数字。你可以根据体重指数或超重百分比来计算自己的理想孕育体重，或者参考一下临床高危体重。

● 临床标准体重

在临床围产保健中，体重低于 45kg 或者高于 70kg 的都属于高危产妇，会增加怀孕期和分娩时的危险。所以，备孕女性可以参考一下这个临床标准。

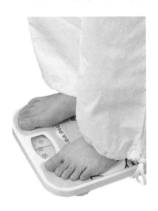

当然，这个标准只是参考，体重标准并不是绝对的，还要因人而异。比如有家庭遗传基因的，家人都瘦，她吃得再多也瘦；家人都胖，她喝水都容易胖，这些情况下不必严格苛求体重，只要身体健康，指标正常就可以了。

●用 BMI 计算理想体重

BMI 指数（即身体质量指数，又称体重指数，英文为 Body Mass Index，简称 BMI），是用体重（kg）数除以身高的平方（m^2）得出的数字，是目前国际上常用的衡量人体胖瘦程度以及判断是否健康的一个标准。BMI= 体重(kg)/ 身高的平方(m^2)。

表1-1 成人BMI的数值

BMI	<18	18~24	>24
标准	过轻	正常	过重

举例说明，一名体重为 47kg，身高为 1.60m 的女性，她的 BMI=47/（1.60×1.60）≈ 18.4，属于正常范围，所以她不用再增肥或减肥，是可以怀孕的。计划怀孕时，如果 BMI 低于 18，她就应该增加体重；如果 BMI 高于 24，她就应该适当减肥。

● 用超重百分比来衡量

标准体重（kg）= 身高（cm）－ 100。

超重百分比 =（实测体重 – 标准体重）/ 标准体重 ×100%

表1-2 超重百分比的数值

超重百分比	< −20%	±20%	>20%
标准	过轻	正常	肥胖

这个方法比较简单，但是不够精确，可以作为参考。比如，体重为53kg，身高为 1.65m的女性，标准体重应该是165 − 100 = 65kg。超重百分比 =（53 − 65）／65×100% = − 18.5%，属于正常范围。如果低于 − 20%，则属于体重过轻，计划怀孕前应该增加体重；超过20%为肥胖，计划怀孕前应该减肥。

以上几种方法都可以简单地评估你的体重是否适合怀孕。对于轻微超重或过轻者，只需稍加注意即可；而对于过瘦或过胖者，就要引起高度重视。母体的营养不良或营养过剩对胎儿的危害都是很大的。如果发现自己过瘦或过胖，备孕的女性朋友记得要观察内分泌是否正常，包括月经、卵巢排卵功能等。若一切正常，则可正常受孕，不必担心；若出现异常，则需做进一步检查。如发现肥胖并伴有汗毛浓密、月经异常等症状，则需警惕"多囊卵巢综合征"，需到医院就诊。

> **多囊卵巢综合征**（PCOS）是一种生育年龄妇女常见的复杂的由内分泌及代谢异常所致的疾病，以慢性无排卵（排卵功能紊乱或丧失）和高雄激素血症（妇女体内男性激素产生过剩）为特征，主要临床表现为月经周期不规律、不孕、多毛和痤疮，是最常见的女性内分泌疾病之一。

三、太胖，减肥是备孕的首要任务

很多减肥失败的胖妞几乎都这么说："我天天按摩、跑步、吃减肥药、节食……但就是胖啊！"

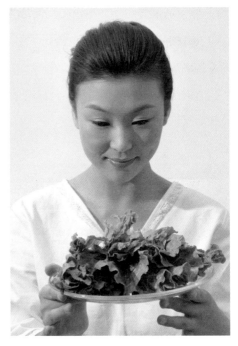

的确，高矮胖瘦在很大程度上取决于遗传基因，有些人拼命吃也不胖，而有些人"喝凉水也长肉"。但是，"没有过不去的火焰山"，也没有减不下去的"肥肉"。想要获得好身材和维持正常的体重，并不是嘴上说说而已。为了你和未来宝宝的健康，超重的备孕女性一定要坚持规律的饮食和合理的体育锻炼，以达到合理的体重。

体重超过正常标准的女性朋友，至少从怀孕前 6 个月开始，就要准备好一个周密的减肥计划，包括饮食和运动两方面内容，并严格执行。

合理的饮食习惯

体重过重的备孕女性，如果实在找不到方法，可以请专业的营养医师为自己制订合理的食谱，同时注意控制热量摄取，少吃油腻及甜腻食品，多吃健康的蔬菜和水果，但切忌盲目节食减肥，这样对身体的损害会很大，对健康受孕也会带来不良影响。

- ❋ 多吃水果和蔬菜，减少糖、脂肪和淀粉含量高的食物的摄入。
- ❋ 少吃零食，因为零食的热量一般比较高。
- ❋ 不暴饮暴食，控制每天、每餐的进食量。
- ❋ 睡前 2 小时内不吃东西，养成规律的进食习惯。
- ❋ 在减少吃高热量食物的同时，保证蛋白质、维生素和各种矿物质的摄入量。
- ❋ 可以请家人配合和监督。

合理的运动锻炼

无论是体重过高还是体重过低，在计划怀孕前的一段时间内，若能进行适宜而有规律的体育锻炼与运动，不仅可以促进体内激素的合理分泌，确保受孕时女性体内激素的平衡和受精卵的顺利着床，避免怀孕早期流产的发生，而且可以促进胎儿的发育，减轻孕妇分娩时的难度和痛苦。

运动锻炼以中等或低等强度运动为宜，因为中低强度运动会使机体氧耗增加，运动后数小时氧耗量仍比安静时大，锻炼效果明显，而且中低强度运动比剧烈运动容易坚持，如快步走、慢跑、打羽毛球、打乒乓球、跳舞、游泳等。

表1-3 孕妈妈适宜运动一览表

孕妈妈类型	适合的运动项目	运动频率
从不运动或偶尔运动型	散步、深呼吸、坐姿	每周2~3次
停止运动型 （停止运动2个月以上）	散步、深呼吸、坐姿、球操、半蹲	每周3~4次
规律运动型	快走、散步、深呼吸、坐姿、球操、半蹲	每周4~6次

注意：
　　强度过大、时间过短的体育运动都不能达到良好的锻炼效果，而且可能会造成运动损伤。而每天坚持慢跑，或者进行不太剧烈的球类运动，锻炼效果反而会更好。

好身材的建设是女人一生的事业，需要你不断地坚持付出。为了宝宝，也为了让自己以后做一个美丽、健康的妈妈，适度减肥是很有必要的。只要有计划、有步骤地准备，就一定能以最佳的身体状态去迎接新生命的来临。各位备孕的女性朋友加油啊！

四、太瘦，增肥是备孕的必修功课

说到增肥，大部分女性一脸轻松：减肥不容易，增肥还不简单吗？多吃少动，吃了睡，醒了吃不就得了。但是要记住，增肥不是为了养一堆松垮垮的肥肉，而是为了准备一个更健康、更优越的孕育环境，迎接宝宝的到来。所以，健康科学地增肥才是关键。

我身边也不乏因太瘦、营养不良而导致胎儿停育的例子，常见的情况有：

🌿 蛋白质营养不良；

🌿 雌激素水平过低；

🌿 钙缺乏；

🌿 缺铁性贫血。

因此，孕前体重过低的女性对自己的身体进行营养评估非常重要。如果有上述问题，针对性的设计营养方案是非常有必要的。

而体重只是低于正常标准的女性，怀孕前也要制定一个科学的增肥计划：合理饮食、适量运动、保持良好的生活习惯、记录成果，做到高效、科学增重。

保证营养：多进食富含营养的食物，以易消化、高蛋白、高钙为原则，用循序渐进的方式逐步增加各种营养物质的摄入量，避免吃刺激性强、易产气、粗纤维太多的食物，因为这类食物易令人产生饱腹感，从而导致食物的摄入量减少。

少食多餐：平时饮食少食多餐，把三餐的量分成几份，分开时间吃，这样既可以减轻每一次进食的负担，又可以保证一天足够的进食量，满足身体的营养需要。每餐吃七成饱即可，因为瘦的人大多肠胃功能较弱，一餐吃得太多往往不能有效吸收，而且会增加肠胃负担，引起消化不良。

保持充足睡眠：睡眠若充足，胃口就比较好，也有利于对食物的消化和吸收。临睡前不妨喝一杯牛奶，促进睡眠；上床后缓缓地做几次深呼吸，使脑部纷乱活跃的思绪逐渐转为平静；睡前洗个热水澡或用热水泡脚，也有助于顺利地进入梦乡。

适当运动：每天抽出一定时间锻炼，有利于改善食欲，对重塑身材也大有益处。运动方式上，不妨选择慢跑、打乒乓球、游泳、俯卧撑等体育项目。

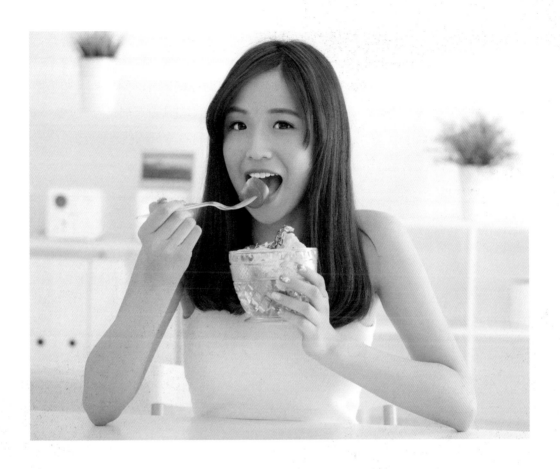

保持心情开朗：工作生活中的紧张和压力，会使人愈加消瘦。相反愉快的心理状态、和谐的人际关系则有助于增肥。

要记得把你每天的进食情况、运动情形、情绪变化及体重变化记录下来，及时了解增肥计划的执行情况，分析增肥效果，并做出一些随机调整，争取早日把瘦弱的身体变得壮实一些，以最佳的身体状态去迎接宝宝的到来。

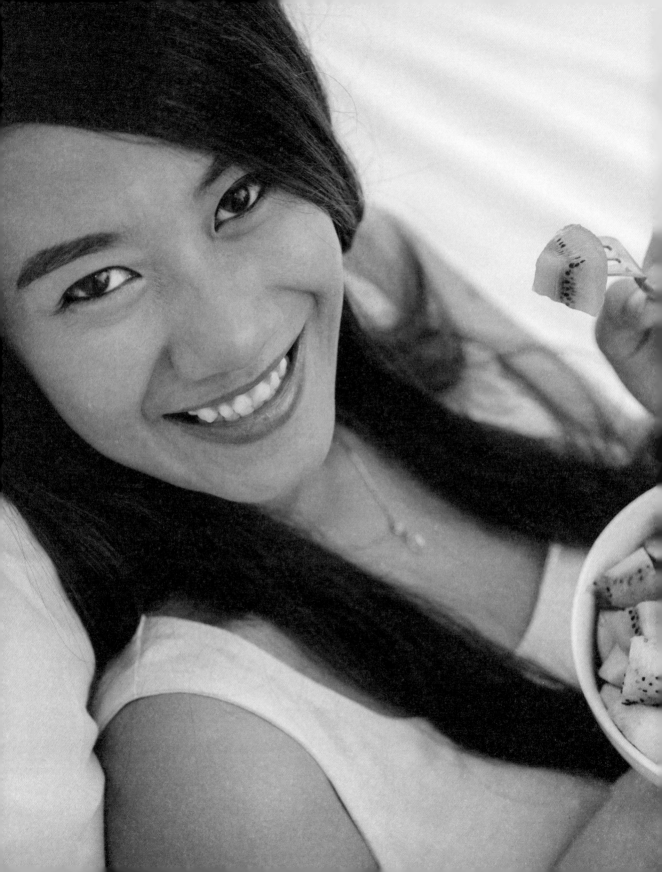

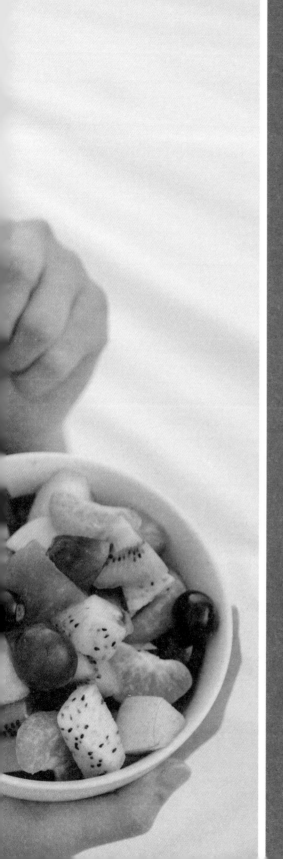

PART 02

孕期控制体重，
吃对美味，适当运动

看到验孕棒上两条杠，你的心情会怎样？

是开心又忐忑，还是已经开始幻想如何度过 9 个多月"老佛爷"般的生活？

别急，学会平衡饮食的法宝，你就能想怎样就怎样。怀孕很幸福，也很简单，简单到只要把宝宝揣在肚子里，就可以想吃就吃，想走想走！

一、解开孕妇与体重的几个误会

对于孕期控制体重的问题，很多学员会有诸如以下误会：

"怀孕的时候不就是吃吃吃、睡睡睡吗？"

"我胖点，孩子才营养好啊！"

"怀孕这么苦，不能开怀大吃就会不开心。"

"'十个月的皇后，一辈子的操劳'，怀孕就要吃得有力，胖得有理。"

我想说的是，千万不要用这些话自我欺骗啊！孕期孕妈妈的体重直接关系到整个分娩过程的顺利与否，以及分娩后妈妈和宝宝的健康与否，绝对不是吃得越多越好，变得越胖越好，各位孕妈妈在饮食上千万不能掉以轻心哦！

除了上面的误会，在妊娠期间，孕妈妈们对于体重问题还是存在着以下误区：

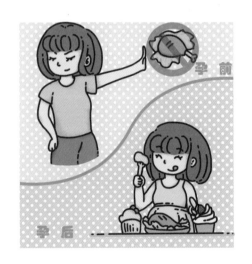

没怀孕的时候节食，怀孕了之后毫无节制地大吃大喝。

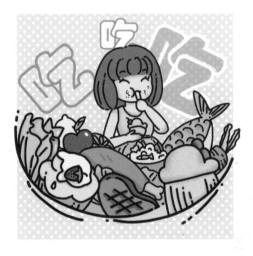

怀孕了饭量当然要增加，因为"一个人要吃两个人的饭"。

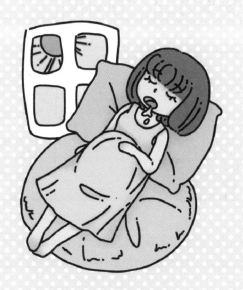

为了保胎，孕妇就要"多吃少动"。

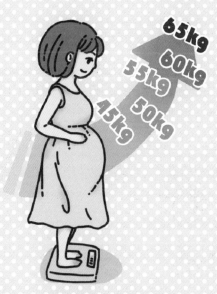

孕期吃得越多，体重变得越重，才越有
可能生个健康的"大胖宝宝"。

各位孕妈妈是不是也有这些误区呢？千万要记得把孕期的体重增长控制在标准范围之内，这样才能保证宝宝的健康，同时使妈妈在分娩的时候更加顺利，也更利于产后恢复哦！

二、怀胎十月，体重增加多少才是"刚刚好"？

怀孕是一个加法的过程。从怀孕那一刻起，为了适应胎儿的生长发育，孕妈妈的身体就开始了一系列的调整和变化。由于每个孕妈妈自身的体型、胖瘦都不同，孕期体重增加的标准范围也就不一样，所以不要迷信别人的经验，生搬硬套。

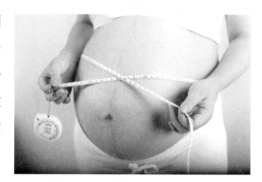

1.孕期增重标准

管理体重要从了解自己的身体开始！各位孕妈妈，你们要像了解你的爱人一样去了解你的身体，找出自己身体变化的规律。

孕妈妈体重增加的原因主要来自以下方面：

* 宝宝的体重：宝宝出生时的体重大概 3.3kg。

* 子宫增加的重量：怀孕期间，子宫的肌肉层迅速增长，会增重 0.9kg。

* 胎盘的重量：胎盘在母体中给宝宝提供营养，重 0.6kg。

* 乳房增加的重量：你的乳房会增重 0.4kg。

* 增加的血容量：增重 1.2kg。

* 增加的体液：增重 2.6kg。

* 增加的储备脂肪：怀孕过程中，你的身体会储备一些脂肪，为哺乳时提供能量，这些脂肪重约 2.5kg。

所以，到怀孕结束时，孕妇体重与怀孕前相比会增加大概 11kg。这只是一个平均值，每个人的情况都不一样，不必拘泥于这个体重增加值。一般来说，在整个怀孕期间，标准体重型的孕妈妈增重最好在 12kg 左右；偏瘦型孕妈妈体重增加目标为 12~15kg；偏胖型孕妈妈体重增加的目标为 7~10kg。

2.孕妈妈体重增长曲线图

为了更直观、更清晰地告诉各位孕妈妈孕期体重增长的标准范围，我绘制了 4 份体重增长曲线图，分别适用于孕前体重正常、偏瘦、偏重和肥胖的孕妈妈。孕妈妈可以根据自己的体形选用其中一个表格作为管理体重的工具。

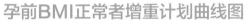
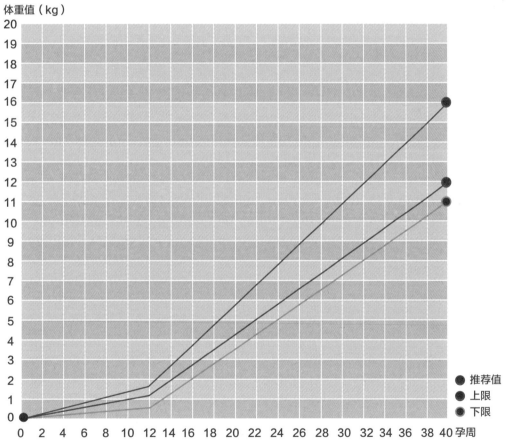

小贴士:
    曲线图的横坐标是孕周，纵坐标是增长的体重值（kg），是用孕妇相应孕周时的体重减去孕前体重计算出来的。图中上下两条线分别为"上限值"和"下限值"，中间为"推荐值"。

孕前BMI偏瘦者增重计划曲线图

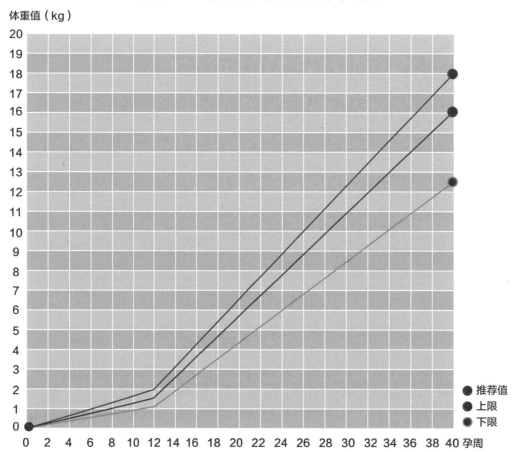

体重值（kg）

小贴士：

　　孕妈妈每两周要称一次体重，每次的体重增长值都应该保持在上限值和下限值之间，否则即视为体重增长不合理。当体重增长过少时，应增加进食量，特别是主食和高蛋白副食，同时注意休息，减少体力活动量。

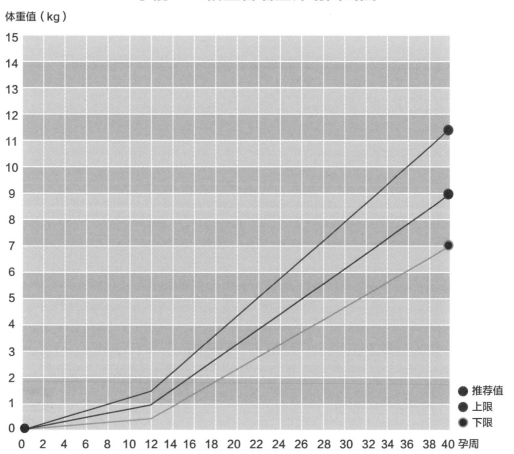

孕前BMI偏重者增重计划曲线图

体重值（kg）

横轴：孕周

● 推荐值
● 上限
● 下限

小贴士：

　　孕妈妈应采取饮食措施或运动措施，使各孕周的体重增长值保持在推荐值上或附近。当体重增长过多时，应减少进食量，特别是主食、肉类等，同时增加体力活动量。

孕前BMI肥胖者增重计划曲线图

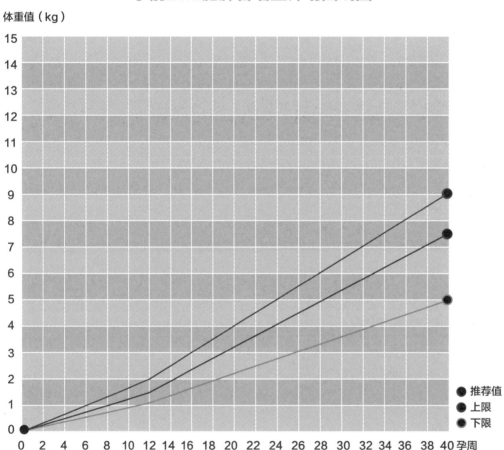

体重值（kg）

● 推荐值
● 上限
● 下限

小贴士：

　　孕妈妈最好在家里准备一台简易的体重秤。称体重要用同一台体重计来称量，且每次测量时的身体状态相同，比如都是空腹或者晚餐后2小时。称量时最好脱掉外衣、鞋帽等，穿着内衣称裸重。

3.孕妈妈营养情况自测表

前段时间讲课时，有个怀孕 4 个多月的孕妈妈问我："根据您的讲座内容，我是应该减重的，但是我很担心突然吃得少了，宝宝营养跟不上啊。"

其实，一般只要孕妈妈不偏食，食物选配得当，再适当增加一些副食的种类和数量，基本上就可以满足整个孕期的营养需要。当然，各种情况因人而异。孕妈妈如果不放心，可以参考下面的表格做一下营养自测，根据自己的具体情况调整饮食。

表格中提到的一些症状是由缺乏营养素引起的。如果孕妈妈出现了无加粗标明的症状，则得 1 分；如果出现了加粗标明的症状，则得 2 分。各种营养素对应的最高分值为10 分，将所得到的分值记录在下面的括号内。

表2-1 营养缺乏情况自测表

维生素A	维生素D	维生素E	维生素C	维生素B₁	维生素B₂
□**口腔溃疡**2分	□**关节炎、骨质疏松** 2分	□**易发生皮下出血** 2分	□**经常感冒**2分	□脚气病　1分	□**眼睛充血、灼痛或沙眼**2分
□夜视能力欠佳1分	□背部疼痛1分	□出血　1分	□缺乏精力1分	□肌肉松弛1分	□**对亮光敏感**2分
□痤疮　1分	□龋齿　1分	□静脉曲张1分	□**经常被感染**2分	□眼睛疼痛2分	□舌头疼痛1分
□**频繁感冒或感染** 2分	□脱发　1分	□皮肤缺乏弹性1分	□牙龈出血或过敏　1分	□易怒　1分	□白内障　1分
□皮肤薄、干燥1分	□**肌肉抽搐、痉挛** 2分	□肌肉缺乏韧性1分	□容易发生皮下出血　1分	□手部、脚部刺痛　1分	□头发过干或过油　1分
□过多头皮屑1分	□**关节疼痛或僵硬** 2分	□伤口愈合缓慢1分	□流鼻血　1分	□记忆力差1分	□湿疹或皮炎1分
	□骨质脆弱1分	□**轻微锻炼便疲劳** 2分	□伤口愈合缓慢1分	□胃痛　1分	□指甲开裂1分
			□皮肤出现红疹1分	□便秘　1分	□嘴唇干裂1分
				□心跳快速1分	
得分（　）	得分（　）	得分（　）	得分（　）	得分（　）	得分（　）

表2-2 营养缺乏情况自测表

维生素B₁₂	叶酸	α-亚麻酸	钙	铁	锌
□头发状况不良 1分	□湿疹 1分	□皮肤干燥或有湿疹 2分	□抽筋或痉挛 2分	□肤色苍白 2分	□味觉或嗅觉减退 2分
□湿疹或皮炎 1分	□嘴唇干裂 1分	□头发干燥或有头屑 1分	□失眠或神经过敏 2分	□舌头疼痛 2分	□经常发生感染 2分
□易怒 1分	□少白头 1分	□有炎症，如关节炎 1分	□关节疼痛或关节炎 2分	□疲劳或情绪低落 2分	□有生长纹 2分
□焦虑或紧张 1分	□焦虑或紧张 1分	□过度口渴或出汗 1分	□龋齿 2分	□食欲缺乏 2分	□痤疮或油性皮肤 2分
□缺乏精力 2分	□记忆力差 1分	□水分潴留 1分	□高血压 2分		□两个以上的手指甲有白斑 2分
□便秘 1分	□缺乏精力 2分	□经常感染 1分			
□肌肉疼痛 1分	□抑郁 1分	□记忆力差 1分			
□肤色苍白 1分	□食欲缺乏 1分	□高血压或高脂血症 1分			
	□胃痛 1分	□乳房疼痛 1分			
得分（　）	得分（　）	得分（　）	得分（　）	得分（　）	得分（　）

注意：
　　孕妈妈算出得分后，再根据具体的营养素加上一定分值，才是最终得分：维生素 D+1　维生素 B₁₂+2　叶酸 +2　α-亚麻酸 +2　钙 +2　锌 +2

　　根据这个原则计算每一种营养素的总分值。某种营养素所得的分值越高，孕妈妈对这种营养素的需要就越大，其补充量就越大。

三、遵循孕期体重变化规律，正确控制体重

在我的职业生涯中，我发现很多孕妈妈并非没有管理体重的概念，而是没有正确的管理体重概念。她们完全按照自己的理解增加食量或者减少食量。比如：孕早期，吃不下硬要吃；孕中期，要预防肥胖，却管不住嘴；到了孕晚期，悟过来了，刻意地减餐，又造成身体种种不适。

其实，孕期体重变化不是一条毫无变化的直线，而是有变化规律的曲线。孕妈妈在控制增重总量的同时，也要注意孕期各个阶段的变化规律，科学地增重，才能对胎儿好、对自己好。

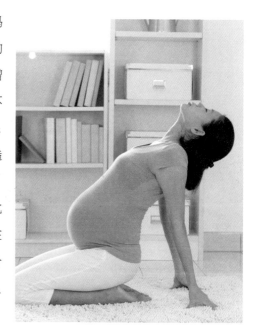

1.跟着体重变化规律走

前面已经说过，整个怀孕期间，孕妈妈增重最好在 12kg 左右，但在孕早期、孕中期、孕晚期的不同阶段，体重增长又是不一样的。

怀孕前 3 个月，每月增加 0.5kg 左右。此后，每月增加不宜超过 2kg，而且一周不要超过 0.5kg。怀孕 7~8 月时，体重增长速度开始逐渐放慢。

孕期各阶段增重建议

孕早期：增加 1~2kg，占全孕期增重的 8%~16%。还有一些孕妈妈因为孕吐或其他原因，体重不增反降，这些都是正常的。

孕中期：增加 4kg 左右，这是控制体重的关键期，一周不要超过 0.5kg。

孕晚期：增加 6kg 左右。60% 的多余体重都是在孕晚期疯长的，这段时间孕妈妈即使没吃什么东西，体重也会上升。

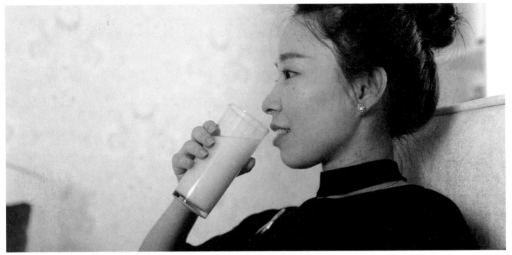

2.孕期体重过轻引起的问题

不少明星被采访时都说："怀孕的时候控制食量，生完孩子后体重跟没怀孕前差不多，增加的体重全部都长到胎儿身上了。"这就造成了一部分孕妈妈保持着以前的节食习惯，造成体重过轻。

但其实怀孕期间体重过轻会引发一系列的问题。怀孕的时候，母体除了要提供自身的营养需要以外，还要满足胎儿发育的营养需求。如果孕妇的营养得不到及时补充，就会造成母体营养不良，对自身和胎儿都会造成不良影响。

分娩时体力不支：孕妈妈如果太过消瘦，体内的营养素十分缺乏，在分娩时就容易因为体力不支而延长产程。

影响胎儿发育：怀孕期间营养摄取得不足，母体提供给胎儿的营养自然就远远不够，胎儿的生长发育就会出现减缓或是停滞的状态。如果在孕期检查的时候，发现胎儿的体重值小于相应的月份，就说明胎儿在子宫内发育迟缓。

增加早产可能：孕妈妈的体重偏轻，增加了早产的可能性，易生出低体重儿。体重低于 2.5kg 的新生儿称为低体重儿，这样的新生儿皮下脂肪少，保温能力差，呼吸机能和代谢机能都比较弱，特别容易感染疾病，且死亡率高，智力发育也会受到一定的不良影响。孕期胎儿营养不足，会导致出生后体弱多病，增加了养育的困难。

体重过轻孕妈妈饮食原则

重视营养，补充优质蛋白质。 体重过轻的孕妈妈要比正常体重的孕妈妈更加重视营养补充，多吃高热量、富含蛋白质的食物，如鱼、虾、瘦肉、奶制品、豆制品等，另外还要补充钙、铁、锌和维生素。如有需要也可以咨询医生，服用一些补充营养素的药剂。

适当吃零食。 体重过轻的孕妈妈可以选择酸奶、干果、自制果汁等食物来补充所需要的营养。可用含维生素 C 或胡萝卜素的果汁来代替部分白开水。

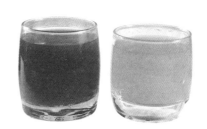

避免大量摄取膳食纤维。 膳食纤维能加强饱腹感，还会抑制铁的吸收。体重过轻的孕妈妈要注意饮食粗细搭配，粗粮比例不宜过高。

补充元素。 有些元素对分娩起着至关重要的作用，比如钙可以让骨盆更强健、减缓因缺钙引起的骨痛；锌能够加快分娩进程。如有需要，孕妈妈可遵医嘱服用营养补充剂。日常可以多吃瘦肉、猪肝、鸭血、葡萄干、蓝莓、香菇、菠菜等含铁丰富的食物，这不仅可以补血，同时还有滋补身体、强筋健骨的功效。但购买猪肝、鸭血等动物性食物时要注意选择绿色养殖的动物。

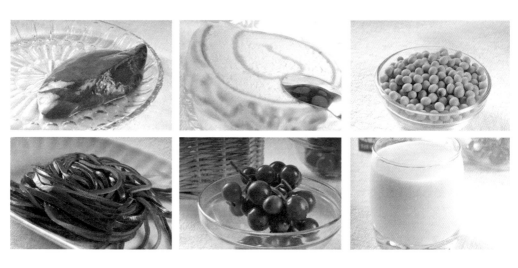

3.孕期体重超标诱发的危机

相比体重过轻的孕妈妈，我接触过的孕妇当中，绝大部分还是属于体重超重的。很多孕妈妈放纵自己的饮食，在家人的填鸭式喂养中，大吃大喝，不仅会导致营养不均衡，而且体重会严重超标。此外，孕期变胖的因素还有：便秘、妊娠高血糖、水肿、甲状腺功能减退症等。

体重超重的危害

增加孕妈妈心脏负担。在怀孕期间如果营养过剩的话，会导致孕妈妈体重过度增加，长期体重超重会加重心脏负担。

影响孕妈妈健康。超重的孕妈妈出现妊娠并发症的概率比正常体重的孕妈妈高得多，包括妊娠高血压、妊娠期糖尿病、血栓形成、产后抑郁症等。

增加产妇损伤概率和程度。超重产妇由于分娩巨大儿概率增加，导致难产、使用产钳助产和剖宫产的概率也会增加，从而增加了其损伤概率和程度，易导致产后出血及感染。

威胁宝宝健康。因为难产，新生儿产伤发病率增高，包括颅内出血、锁骨骨折、臂丛神经损伤及麻痹，甚至窒息死亡等；宝宝成年后患糖尿病、高脂血症、心血管疾病等风险也明显高于正常人群。

导致孕妈妈产后肥胖。正常生产过后，产妇的体重并不会立即恢复到产前的状态，会留下 3~5kg 的重量在身上。怀孕期间，如果孕妈妈体重的增加是"超水准"的，那么产后就很难再恢复到孕前的苗条身材了。

体重超标孕妈妈的健康管理

孕妈妈可以一周称一次体重。一般孕 12 周以后孕妈妈体重开始增长，前期可能增长较慢；孕 32~36 周，因为孕妈妈血容量增加，体内水分增加，体重会增加较快。而孕妈妈只要保证平均每周增加的体重不超过 500g，体重就能控制在正常范围内。

在保证营养平衡的基础上减少每日热量的摄入，以低热量、低脂肪的食

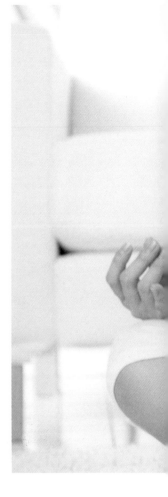

品为主，适当补充优质蛋白，多吃蔬菜和水果。主食应占食品总摄入量的 60 % ~ 65 %，减少脂肪类食品的摄入量，如肥肉、动物内脏、蛋黄、植物油、动物油等。改变烹调方法，尽量减少采用炒的烹调方法，而多采取余、煮、炖、拌、蒸等烹调方法，可以减少很多油脂的摄入。

每天运动 30 分钟。孕前经常久坐的孕妈妈更应逐渐增加运动时间和频率。适合孕妈妈的运动有很多，其中，步行和有氧健身操等都是不错的选择。

孕期有效的体重控制有赖于规律的产检。通过产检，医生会根据孕妇体重、胎儿发育状况等多方面因素，在不同阶段进行不同的调控。

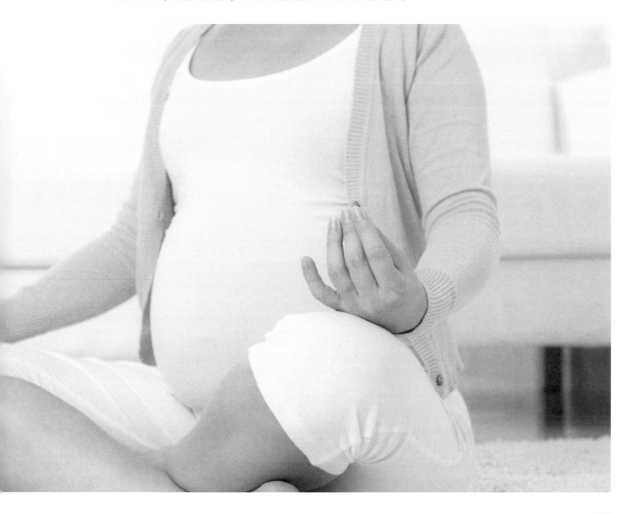

四、通过饮食，控制孕期体重

我不担心孕早期孕妈妈的体重增长，相反我还倡导有早孕反应的孕妈妈能吃多少就吃多少。但是过了孕早期，大部分孕妈妈就进入到"疯狂吃货"阶段，看啥都好吃，吃啥都不够。好了，我这时候就要出来敲黑板了："各位孕妈妈，记得要控制体重！控制体重！控制体重！重要的事情说三遍哦。"

孕妈妈千万不要以"我是一个人吃两个人的饭"为借口狂吃狂喝，这样不仅会长胖，还会增加患妊娠糖尿病的可能，也容易导致巨大儿而给分娩造成困难。记得少食多餐，主食和水果都不要过量，营养均衡就好了。

1.怀孕应该吃什么

很多女性一怀孕就如临大敌，吃什么东西都要在心里打个问号：这个能吃吗？对孩子好吗？其实孕妇又不是患者，怀孕也不是生病，不用过分紧张，如果身体没啥毛病，只要把膳食结构调整好，便可以正常饮食。

日常的食物大致分为十大类：主食、蔬菜、水果、蛋类、鱼虾类、畜禽肉类、大豆制品、坚果、奶制品和食用油，此外还有水、盐及各种调味品。孕妈妈只要抓住饮食重点，针对性地进行孕期营养供给就可以了。

主食：谷类，如大米、面粉、玉米等，还包括杂豆类以及薯类。主食是每日膳食结构的基础。

蔬菜：不同种类的蔬菜，营养价值有差异，其中以绿色叶菜的营养价值最高；红、黄或紫色等深色蔬菜的营养价值也普遍高于浅色蔬菜。

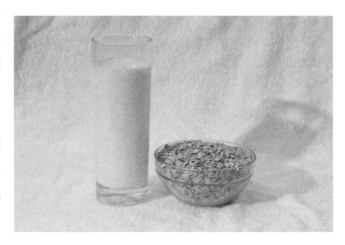

水果：美味又营养的各种水果是孕期餐单的重要角色之一，常作为加餐食物在两餐之间食用。

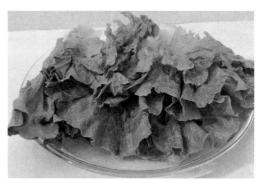

蛋类：蛋类营养丰富，不仅有益于胎宝宝的脑部发育，而且有利于提高产后妈妈母乳的质量。既可以与蔬菜搭配，也可以独立烹调，非常简便易行。

畜禽肉类：畜肉和禽肉是优质蛋白、脂类、维生素、铁、锌、钾、镁等营养素的良好来源，是孕妈妈均衡膳食的重要组成部分。

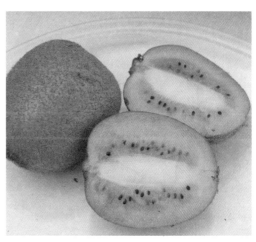

鱼虾：鱼虾类的营养价值比畜禽肉类更胜一筹，其中含有独特的 ω–3 型多不饱和脂肪酸，即 DHA 和 EPA，可以促进胎儿大脑和视神经的发育。

大豆制品：大豆制品营养价值很高，是优质蛋白、磷脂、钙、锌、B 族维生素、维生素 E、膳食纤维等营养素的重要来源。

坚果：坚果富含蛋白质、多不饱和脂肪酸、脂溶性维生素和微量元素，是特别适合用于孕妈妈加餐的零食。

奶类：奶类所含营养素齐全、含量丰富、比例适当、易于消化吸收，营养价值极高。既可以用于早餐，又很适合孕妈妈加餐饮用。

食用油：食用油的主要作用是提供能量及烹制食物时使其更美味。孕妈妈需要减少食用油摄入量，以避免能量和脂肪摄入过多。

2.怀孕应该怎么吃

要吃全十大类食物，不少孕妈妈也是傻了眼，第一反应就是：吃这么多，还怎么瘦？放心，不是一餐就吃这么多，这其中是有规律的。只要掌握了孕期配餐的基本原则，食谱品种齐全、数量合理，就能达到长胎不长肉、营养又健康的效果。

● 主食不能少

孕妈妈每餐都要有主食，才符合均衡饮食的基本要求，但现在的主食过于精细，所以孕妈妈的主食应增加粗粮，粗细搭配，如二米饭（大米 + 小米）、红豆饭、绿豆饭、杂粮粥、全麦面条等。注意食用油不要添加过多。

● 蛋白质不能少

鱼、肉、蛋、奶、大豆制品等高蛋白食物对孕妈妈特别重要。与未怀孕时相比，孕早期、孕中期和孕晚期分别需增加摄入 5g、15g 和 20g 蛋白质。

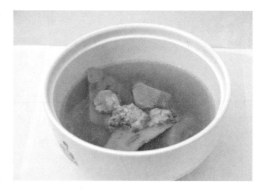

孕妈妈配餐时要紧紧抓住补充蛋白质这个核心。早餐可以用奶制品、蛋类、大豆制品等提供优质蛋白，午餐和晚餐可以用畜禽肉类、鱼虾类、蛋类、大豆制品等提供蛋白质，加餐则可以选用奶类、坚果类等提供蛋白质。

● 蔬菜不能少

蔬菜的维生素、矿物质和膳食纤维含量都十分丰富，且能量很低，具有很高的健康价值。孕妈妈每餐都要有蔬菜，其中应以绿色叶菜为主，红、黄或紫色蔬菜可以作为补充。另外，食用菌可以使餐桌蔬菜更丰富多样。

● 加餐很重要

坚果类、酸奶、牛奶、奶酪、新鲜水果或果汁、蔬菜或蔬菜汁、全麦制品等都是很好的加餐食物，而高脂肪、高能量、添加多种添加剂的饼干、蛋黄派、方便面、薯条、薯片以及碳酸饮料则不宜选用。

● **适当服用营养素补充剂**

如果孕妈妈饮食难以达到均衡膳食要求时，适当服用营养素补充剂是很有必要的。钙、铁、锌、叶酸、B 族维生素、维生素 D 等都是孕期容易缺乏的营养素。有时候即使食谱营养搭配均衡，但为了确保营养素充足，也要服用营养素补充剂，比如叶酸等。

3.平衡膳食宝塔

好了，知道了要吃哪些食物及配餐的原则，最关键的问题来了：到底要吃多少，才能满足胎宝宝的营养需要，而自己又不会过度肥胖呢？

一般来讲，不同的怀孕阶段，胎儿发育的特点有所不同，对营养的需求也有差异，所以推荐的食物种类和数量也有所不同。下面的膳食宝塔既给出了孕期每天各类食物的大致数量，又强调了食物多样化以及互相搭配，孕妈妈可以把它作为把握食物数量和搭配的大致参考，当然这只是参考，并不是必须照做的绝对数字。

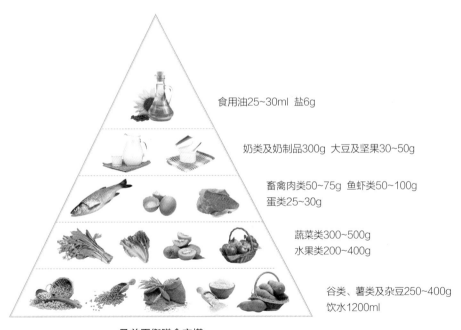

食用油25~30ml 盐6g

奶类及奶制品300g 大豆及坚果30~50g

畜禽肉类50~75g 鱼虾类50~100g
蛋类25~30g

蔬菜类300~500g
水果类200~400g

谷类、薯类及杂豆250~400g
饮水1200ml

孕前平衡膳食宝塔

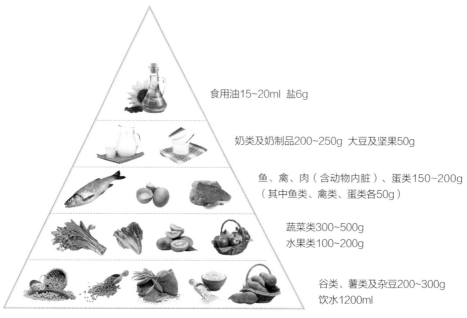

食用油15~20ml 盐6g

奶类及奶制品200~250g 大豆及坚果50g

鱼、禽、肉（含动物内脏）、蛋类150~200g
（其中鱼类、禽类、蛋类各50g）

蔬菜类300~500g
水果类100~200g

谷类、薯类及杂豆200~300g
饮水1200ml

孕早期平衡膳食宝塔

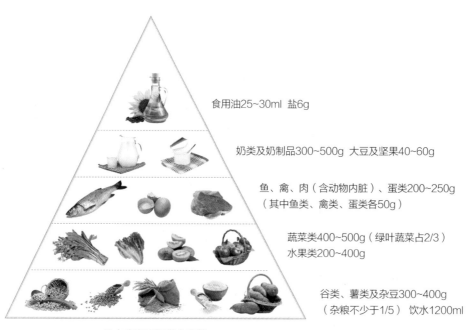

食用油25~30ml 盐6g

奶类及奶制品300~500g 大豆及坚果40~60g

鱼、禽、肉（含动物内脏）、蛋类200~250g
（其中鱼类、禽类、蛋类各50g）

蔬菜类400~500g（绿叶蔬菜占2/3）
水果类200~400g

谷类、薯类及杂豆300~400g
（杂粮不少于1/5） 饮水1200ml

孕中晚期平衡膳食宝塔

4.应该怎么搭配一日三餐

虽然孕妈妈的口味、食量因人而异，但合理的营养搭配是相通的。孕妈妈要平衡膳食，使饮食在质和量上都能刚好满足孕妈妈和胎儿的需要，使营养既无不足，也不会过剩。

主食粗细搭配。孕期膳食讲究粗细搭配，粗粮应该占主食的 20% 以上，对于血糖异常、体重增长过快或便秘的孕妈妈，粗粮所占的比例还应更高一些，可占全天主食的 50% 或更高。

每天摄入 300~500g 蔬菜。绿色叶菜的营养价值最高，包括菠菜、油菜、生菜、韭菜、小白菜、空心菜等；红、黄或紫色等深色蔬菜的营养价值也普遍高于浅色蔬菜，孕期应增加西蓝花、青椒、荷兰豆、四季豆、苦瓜、番茄、紫甘蓝等深色蔬菜的摄入。

多样化的水果。孕早期每天吃 100~200g 为宜，孕中晚期每天吃 200~400g 为宜。

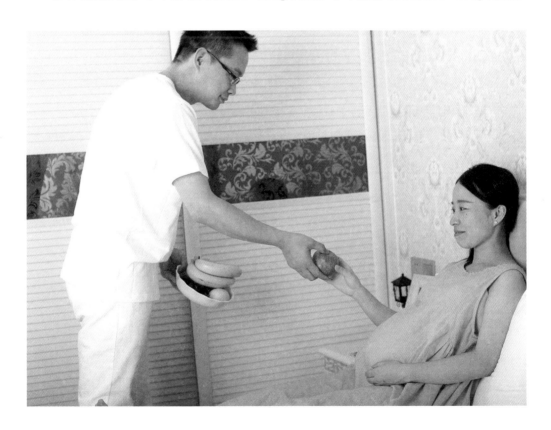

每天1个鸡蛋。孕妈妈可以每天吃1个鸡蛋（大约50g），或重量大致相当的其他蛋类，如鸭蛋、鹅蛋、鹌鹑蛋等均可。

荤素搭配。孕早期每天肉类的摄取量以100~150g为最佳，孕中、晚期要比孕早期每天多摄入蛋白质50g，相当于150~200g肉类。注意荤素搭配，肉类最好和豆类食物搭配着吃；少吃烤的、炸的、烟熏的肉类；要遵循冻肉"快速冻结、缓慢解冻"的原则，减少营养素的流失。

每周吃一次鱼虾。孕妈妈要多吃深海鱼类，如鲑鱼、带鱼、鳗鱼等。烹调的方式最好是蒸或者煮，以最大限度地保留鱼的营养。孕妈妈吃虾有补钙功效，而且虾里的卵磷脂能促进胎宝宝大脑发育，但是过敏体质的孕妈妈不宜吃虾。

增加大豆制品摄入。孕早期平均每天应食用50g大豆，孕中、晚期每天应食用60g大豆。对于肉类或鱼虾摄入量不足的孕妈妈，应增加大豆制品的摄入。

坚果轮流吃。吃坚果对胎宝宝的脑部发育很有益处，常见的坚果有核桃、瓜子、松子、榛子、花生、板栗、腰果等。这些坚果可以在一周中轮流食用，千万别一天中每样都吃很多，因为坚果热量很高，吃多了极易发胖。

根据自己的喜好选择奶类。孕妈妈在孕早期每天应喝奶200~250g，孕中、晚期每天应喝奶250~500g。市面上奶类产品多样，孕妈妈可根据自己的喜好选用。不过不推荐选用各种乳饮料，因为它们的营养价值很低。

每天食盐不超过6g。盐分摄入过多不仅会增加肾脏负担，增加患妊娠高血压的风险，还会导致妊娠水肿等。但如果长期低盐又会使人食欲缺乏、疲惫无力、精神萎靡，严重时会发生血压下降的情况，甚至会引起昏迷。建议孕妈妈每日的摄盐量以6g为宜。

五、通过运动，控制孕期体重

运动能够减肥，这是众所周知的。虽然孕妈妈在漫长的 10 个月当中，相当一部分时间都行动不便。但为了长久的健康和美丽，孕妈妈运动上可千万别偷懒，要带着享受的心情，多进行合适的运动，你将会得到满意的收获。

1.孕期适宜进行的有氧运动

许多人都知道"有氧运动"，因为它现已风靡全球，但不是每个人都知道有氧运动到底意味着什么。有氧运动指的是运动时心率达到最大心率的 75%~85%，活动到了全身 50% 以上肌肉群的运动。瑜伽、普拉提、健美操、慢跑、快走、骑单车、游泳、跳绳、打羽毛球等都是人们热衷的有氧运动。

生命在于运动，孕期和产后都需要锻炼。怀孕期间，孕妈妈在身体上和情感上都会发生变化，规律的锻炼可以帮助孕妈妈很好地适应这些变化。产后，新妈妈面临调理身体和恢复身形两大任务，适度的锻炼可以帮助新妈妈迅速调理好身体、恢复身形。

孕妈妈拥有健康的体魄是胎儿健康发育和顺利自然分娩的基础。孕期不同阶段有不同的运动要求。在孕早期，胎盘尚未完全形成，维持妊娠的激素水平也不稳定，容易发生流产。因此，这个时期要避免剧烈运动和过度疲劳，可以做一些缓和的有氧运动，如散步等，也可以练习瑜伽的坐姿和调息，以释放压力、消除疲劳、缓解孕吐。

孕中期是孕妈妈运动的黄金时期，此阶段运动能取到事半功倍的效果。可以适当地增加运动量，但同样也要避免剧烈的运动。孕妈妈要根据个人的爱好，选择一些力所能及的运动项目。

孕晚期腹部越来越突出，孕妈妈身体沉重，行动不便，这阶段的运动要以"慢"为原则，一定要特别注意安全。这一阶段常做伸展运动、屈伸双腿、轻扭骨盆等简单动作都是不错的。

● 散步——适合整个孕期

孕早期孕妈妈适合做的运动是散步。散步是一种缓和、安全而有效的运动方式，适合整个孕期。产科医生几乎都会嘱咐临产期的孕妇多散步，因为这样有利于自然分娩。散步也是我从孕早期到孕晚期都坚持的运动方式。

表2-3 孕妈妈散步指南

散步时间	上午 9 ~ 10 点，或者晚饭前后。城市中，下午 4 点~晚上 7 点空气污染相对严重，孕妇要注意避开这段时间锻炼和外出，以避免损害孕妈妈和胎儿的身体健康。
强度	每周 3 次，每次 30 分钟。适应后，可以适当增加一些爬坡运动，主要根据自身的身体状况决定，不要使自己产生明显的疲劳感及不适，如腹痛及阴道出血等。
散步环境	为确保孕妈妈和胎儿的健康，散步的地点应该有所选择，如空气清新的公园、林荫绿地、干净的河边、清爽的海边等地，不要到污染较大的马路、大街、人群嘈杂的商场、闹市中散步。空气污浊、充满噪音的地方对孕妈妈和胎儿的健康都极为不利。
散步方法	放松式散步法：以短小而放松的步伐向前迈，手臂自然放在身体两侧，以自己感到舒适的步调进行。散步时可以练习分娩时所需要的呼吸方法：用鼻子深深地吸气，然后用嘴巴呼气。 间隔式散步法：首先进行 10 分钟的放松散步，然后以中速慢走 1 分钟，最后快速走 2 分钟。行走时要保持昂首挺胸、肩膀放平，手肘弯曲并放于身体两侧，两臂应该摆动起来以帮助身体维持平衡。重复这种散步方式 6 次，再进行 5 分钟的放松慢走。
散步注意事项	散步时最好有家人陪伴。

● 孕妇凯格尔运动——适合整个孕期

孕妈妈可以从孕早期开始就练习孕妇凯格尔运动。凯格尔运动又称"会阴收缩运动"，以美国医生阿诺德·凯格尔的名字命名，在 20 世纪 40 年代广泛推广，目的是加强盆底肌收缩力以促进尿道和肛门括约肌的功能，防止产后大小便失禁。孕妈妈练习凯格尔运动，主要是锻炼会阴部及盆底肌肉群的舒缩功能，一方面为生产做准备，另一方面可以帮助产后复原。

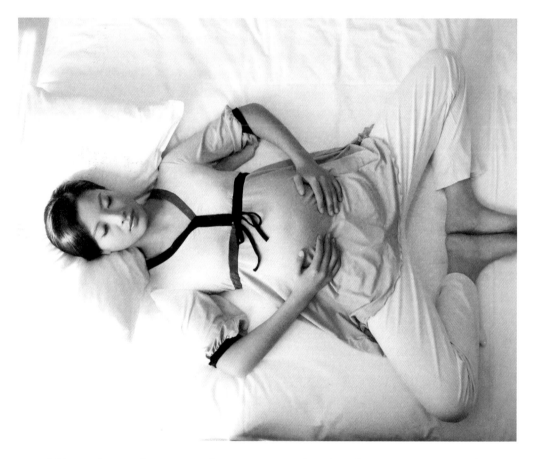

方法：平躺，头垫枕头，双膝弯曲，打开与肩同宽，脚底相对，两手平放在腹部。紧绷阴道和肛门肌肉 8~10 秒钟，然后慢慢放松。怀孕 4 个月后不适合平躺，孕妈妈可以在站立或坐下排尿时练习，一天至少 25 次。

● 孕妇哑铃——适合整个孕期

孕妇哑铃也是适合整个孕期的运动。孕妈妈发胖，手臂是最明显的部位之一。哑铃运动可以帮助孕妈妈修饰双臂曲线，更重要的是训练肌力，特别是锻炼手臂下方松弛的肌肉。孕妈妈在选择哑铃的重量时，可以先试试单手举握一只哑铃，在胸前弯曲小手臂15下，若是感到手臂微酸而又不觉得吃力，那么就说明此重量的哑铃正好适合你。

孕妈妈站立练习哑铃时，双腿打开一个肩膀的宽度，并微微屈膝，找到最舒服的姿势。如果坐着练习，需要坐在牢固的椅子或沙发上，双手各持 2 磅（1 磅 =0.4536 kg）重的哑铃，开始做哑铃侧平举、哑铃后弯举等动作。练习时，身体自然放松，只有手臂在施力，施力过程中要量力而为。如果家里没有哑铃，可以用装满沙子的小矿泉水瓶代替。双手上举 10 次为 1 组，持续 20 分钟。

● 游泳——适合孕中期

孕中期可以适当地增加运动量。如果之前的运动量就比较少，可以适当选择轻松和缓的运动，如简单的韵律舞、散步、爬楼梯等。运动量增加是指提高运动频率、延长运动时间，并非增加运动强度。

孕中期首选的运动方式是游泳。现在游泳池的条件都比较好，只要做好各种准备工作，并控制好泳池水温，掌握好游泳方法和运动量等，就可以进行这项运动了。孕妈妈游泳总的来说还是有诸多好处的：游泳可以放松肌肉，减轻关节的负荷，促进全身血液循环；可以改善孕妈妈情绪，减轻妊娠反应，有益于胎儿的神经系统的发育；可以使孕妈妈的子宫在水中受到浮力的支持，从而减轻支撑子宫的腰肌和腹肌的压力，有效缓解孕期腰背酸痛的症状；可以增加孕妈妈的肺活量，使孕妈妈在分娩时更好地调节呼吸，缩短分娩时间……孕妈妈怀孕 7 个月后不宜游泳，以防发生胎膜早破等意外情况。

表2-4 孕妈妈游泳指南

游泳前提	游泳前，应向医生咨询，听从医生的指导和建议；游泳时，要有专业教练陪伴。
游泳时间	不超过 1 小时，以不觉得疲劳为宜。最好选择在上午 10~12 点游泳，因为在这段时间不易发生子宫收缩。
游泳次数	一周 2~3 次。
游泳设备	专门的泳衣、泳帽、泳镜以及防滑拖鞋。
游泳姿势	选择相对简单的蛙泳、仰泳姿势，避免做跳水、蝶泳等较为剧烈的动作。
泳池卫生	选择正规的游泳馆，保证泳池的清洁和优良的水质，以防感染。
泳池水温	选择浅水池。室内水温不低于 30℃，因为水温偏低会使子宫受到刺激而收缩，水温偏高则容易让孕妈妈感觉疲劳。
游泳护理	游泳前后都要补水，以防脱水；穿湿泳衣时不要随处乱坐，以免阴道感染；游泳后要及时做好保暖工作，防止感冒。
注意事项	入水池时，动作要缓慢，并让身体慢慢地适应，不可以跳水进入；池内人多时，要防止腹部受到碰撞；怀孕前不会游泳的要慎重对待游泳，不可以勉强，可选择其他运动方式。
禁忌人群	妊娠未满 4 个月或大于 7 个月，有流产史、阴道出血、腹部疼痛、心脏病、慢性高血压，以及患有耳鼻喉方面疾病的孕妈妈都不可以游泳。

● 孕妇体操——适合孕中期

孕妇体操也是孕中期不错的运动方式之一。每天做些简单的动作，能够有针对性地增强身体肌肉的力量和柔韧性，并可以增强孕妈妈的体质，帮助顺利自然分娩，也能帮助产后更快地恢复体形。

做体操前，先排便、排尿，使身体处于最放松的状态。练习体操时，先做好全身的热身，动作要柔和，从幅度小的腿部运动开始，再慢慢增加幅度和强度，最好在医护人员的指导下练习。练习时还可以播放优美、悦耳的音乐伴奏，帮助孕妈妈调节情绪，同时还可以进行胎教。不过，在练习过程中，要量力而行，持续时间不宜太长。如果感到不适，需立即停止。

特别提醒的是，有过流产、前置胎盘病史以及宫颈松弛症的孕妈妈需要静养，不宜练习产前体操，宜选择散步等一些较为柔和的运动方式。

● 孕妇瑜伽——适合孕中期

孕妈妈还可以练习孕妇瑜伽。孕妇瑜伽主要是以哈他瑜伽的规则为基础，并结合现代医学有关怀孕和分娩的专业知识，精心挑选出有益于孕妈妈身体健康和胎儿发育的安全瑜伽体式。

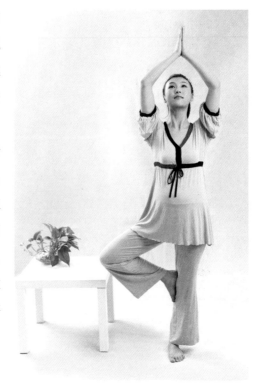

在怀孕期间，孕妈妈为了保护腹中的胎儿，往往会因为过于谨慎而停止任何运动。孕妇瑜伽动作舒缓，能够让孕妈妈和胎儿双双受益，孕妈妈可以放心地练习。需要强调的是，瑜伽虽然是属于柔静结合的拉伸运动，但由于孕妈妈特殊的身体状况，在练习的过程中，还是应该多加小心和注意，以保护好腹中的胎儿。

● 孕妇舞蹈——适合孕中期

孕中期，孕妈妈还可以练习孕妇舞蹈。和其他孕妇运动一样，孕妇舞蹈能缓解孕期的各种不适症状，增强孕妈妈的体力和各部位肌肉的柔韧性，帮助顺利分娩；能够放松骨盆韧带，增强盆底组织的可塑性；能够帮助孕妈妈尽快掌握自身阵痛的节奏，接受不太习惯的分娩姿势；孕妈妈还可以把从舞蹈中获得的对身体控制的经验应用在分娩的过程中，使分娩更加顺利；跳舞时，精神都专注在身体动作和音乐上，既能让孕妈妈保持愉悦的情绪进行胎教，同时也有助于孕期情绪调节和产后恢复。

表2-5 孕妈妈舞蹈指南

跳舞前提	跳舞前，请向医生咨询，听从医生的指导和建议；跳舞时，要有专业或经过特殊训练的舞蹈老师指导，因为只有专业的老师才能够了解怀孕的生理变化和保证孕妈妈舞蹈动作的安全性。有经验的舞蹈老师会根据孕妈妈当天的身体状况来安排当天的训练活动。
跳舞时间	不超过 1 小时，以不觉得疲劳为宜。
跳舞次数	一周 2~3 次。
跳舞设备	并不是所有的孕妇服装都适合跳舞。孕妈妈要选择宽松、透气性和吸汗性好的服装以及舒适的鞋子。
跳舞姿势	选择相对简单的动作，避免跳跃、大幅度地跺脚以及长时间站立或长时间保持同一动作。
舞蹈种类	舒缓的民族舞、孕妇专用肚皮舞、非洲的蛇形舞蹈等。
跳舞护理	跳舞之前、期间、之后都要补充充足的水分，以防脱水；跳舞后要保证摄取足够的热量和营养，以补充跳舞时所消耗的能量。
注意事项	每个人的身体状况和爱好各不相同，需要选择适合自己的舞蹈种类。孕妈妈应该根据自己的身体状况和感觉来调整运动强度，并随时注意身体的反应。如果感到头晕、呼吸急促、疼痛或者发现阴道出血，就应该立刻停止活动并且咨询医生。
禁忌人群	妊娠未满 4 个月或大于 7 个月，有流产史、阴道出血、腹部疼痛、心脏病、慢性高血压等疾病的孕妈妈都不能跳舞。

特别提醒的是，身体状况不适合运动的孕妈妈不宜跳舞，最好先向医生咨询再决定是否进行锻炼。孕妈妈在进行锻炼时要根据自身的具体情况进行锻炼，不要勉强，如有任何不适都应该立即停止。

● 简单伸展运动——适合孕晚期

孕晚期需要逐渐减少运动量。由于变大的腹部可能会妨碍孕妈妈做动作，孕晚期的运动又是为分娩做准备的，因此孕妈妈可以选择伸展运动、屈伸双腿、轻轻扭动骨盆、身体向膝盖靠等简单的动作，帮助肌肉伸展和放松，以减轻背痛。

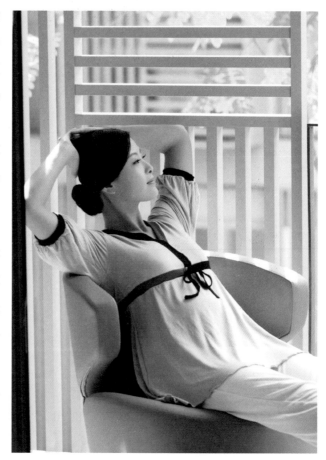

孕妈妈运动要以"慢"为准，运动量要适度，运动时间最好是 15 分钟左右。运动过程中要注意冷暖适宜和补充水分。运动时要有家人或朋友陪伴。任何时候一旦有疼痛、气急、虚脱、头晕等不适反应发生，必须立刻停止运动，并求助医生。

2.相关注意事项

怀孕期间体重增加是很正常的现象，毕竟体内的小生命在越长越大。但爱美的孕妈妈绝不会让自己无限制地长胖，而会用各种方法控制自己的体重增长。如果你对自己的体重足够敏感，再加上自律和坚持，成为一个漂亮知性的辣妈自然不在话下。

制定饮食计划，写饮食日记。孕妈妈可以制定一个饮食计划表，安排好自己每一天的饮食，避免进食受心情和环境影响，这样能够均衡吸收营养。还可以写一本饮食日记，记录每天早、中、晚餐的饮食内容，改善自己食物的摄取量等，达到控制体重的目的。

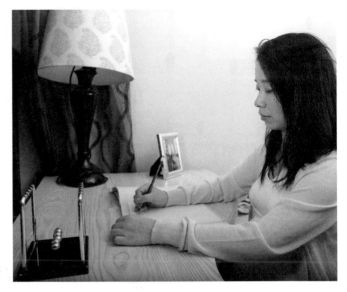

适量运动。为了控制体重，运动是不能少的。孕妈妈可以选择散步、瑜伽、简单的健身操等来维持身材。运动时间不宜过长，最好身边有人陪伴。

适量饮水。每天喝 8~10 杯的水。保持身体内的水分充足，有助于减少食量。

每天称体重。每天称体重，并制作成曲线图，可以不断提醒孕妈妈注意饮食，以免吃进过量食物，让体重直线上升。

穿突显曲线的孕妇装。孕妇装大多又宽又大，完全盖住了身体的曲线，相对地也会让孕妈妈疏于注意自己不断变化的体态。如果改穿可以凸显曲线的孕妇装，就能让孕妈妈不得不注意身材变化，及时调整饮食和运动计划。

请准爸爸监督把关。孕妈妈每天控制体重很辛苦，可能会懈怠，可以请准爸爸帮忙监督。

保持愉快的心情。不管体重管理是否顺利，孕妈妈都要保持愉快的心情，让心理和身体一样健康，用最好的状态迎接你生命中最重要的角色！

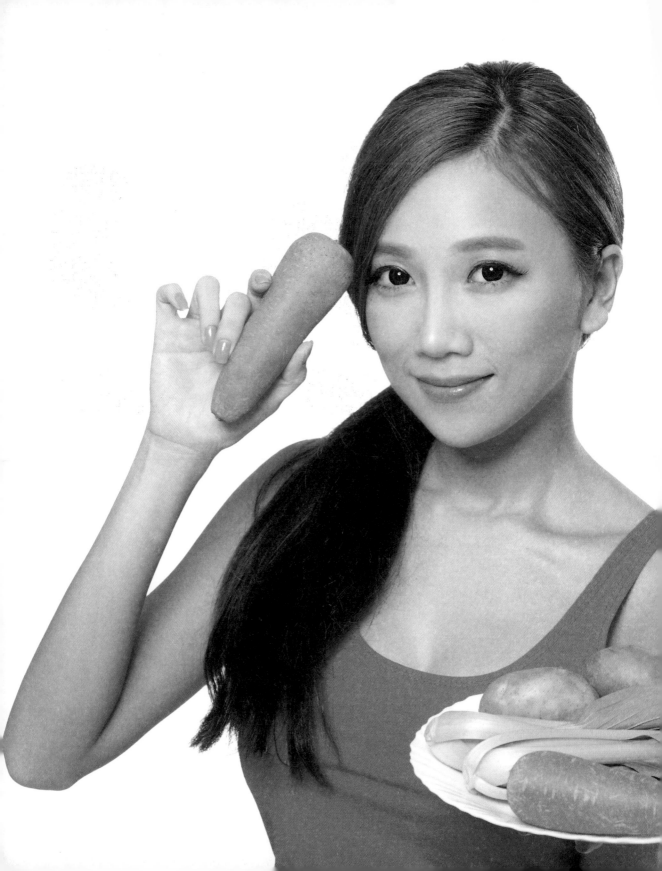

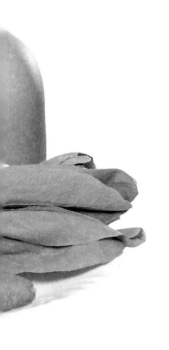

PART 03

孕早期（1~12周）：
不必刻意多吃，
保证均衡饮食就好

宝贝来了，妈妈恨不得给他全世界！

虽然他还只是一个胚芽，

孕妈妈还是生怕饿着他，影响他长大……

其实，孕早期胚胎较小，孕妈妈只要维持正常饮食就已经足够，

不需要刻意为了增加营养而摄取过量食物。

整个孕早期，体重增长 0.5 ~ 2kg 就够了哦。

一、胎宝宝的发育

生命的诞生是多么神奇：数以亿计的精子为了和卵子相遇，不顾一切地冲锋陷阵，最终最强壮、最勇猛的那颗精子与卵子"修成正果"，生命的种子就此在孕妈妈的子宫里生根发芽。孕妈妈是不是很想知道这颗种子是怎样一天天长大的呢？

▶孕1月

胎宝宝的生命是从孕妈妈末次月经的第一天开始计算的。在前两周的时间里，胎宝宝只是一枚未受精的卵。在第 3~4 周的时间里，刚刚成为受精卵的胎宝宝便开始了从输卵管到子宫的漫长旅程。不知不觉间，现在的你已经做了一个月的孕妈妈了。一般胎宝宝（受精卵）的心脏从受精的第 2 周末开始逐渐成形，到第 3 周，心脏便开始搏动，同时肝脏也从这个时期开始逐渐发育。虽然眼睛和鼻子的雏形还未生成，但嘴巴与下肢的雏形已悄然地逐渐呈现。

其实，这个时期的胎宝宝（受精卵）叫做"胚泡"。胚泡与子宫内膜接触并埋于子宫内膜里，称为"着床"，或者称为"植入"。具体说就是，已经受精的卵子会分泌分解蛋白质的酶，进而破坏子宫内膜，在内膜表面造成一个缺口，并逐渐向里层侵蚀。当受精卵进入子宫内膜之后，子宫内膜上的缺口迅速修复，把受精卵包围，这样，受精卵便着床了。这一过程发生在受精的第 7~8 天，此时的受精卵叫做"囊胚"。

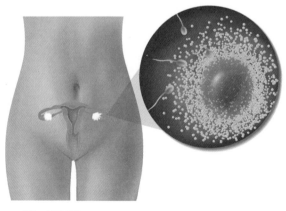

●● 第3~4周 受孕。

▶孕2月

胎宝宝长大了一些，体重大约 4g。这时候，胎宝宝的头部、身体、手和腿已经能够分辨出来了。在第 5 周时，胎宝宝的大脑和脊椎已经形成；第 7 周时，胎宝宝的心脏已经形成；第 8 周的时候，胎宝宝的手臂和腿开始细分了，且胎宝宝的心脏在跳动了，其心脏、血管产生了向全身输送血液的能力。

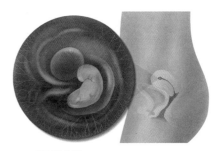

●● 第5周 胚胎。

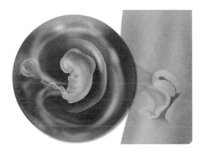

●● 第7周 胎宝宝就像一粒蚕豆。

▶孕3月

胎宝宝终于发育成胎儿了，身高长到 8cm左右，体重增长至 25g。第 9 周时，胎宝宝长出了手指和脚趾，还可以在羊水中游动，且内脏器官的发育已基本完成。同时胎宝宝的外生殖器已经发育，脸部轮廓也日渐分明，五官相继生成。

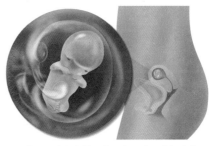

●● 第9周 胎宝宝的五官逐渐形成，头部占身体的1/4。

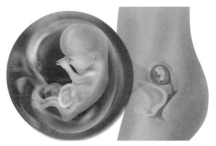

●● 第11周 胎宝宝在子宫内做吸吮、吞咽和踢腿的动作。

二、孕妈妈身体的变化

虽然我们还无法感受到胎宝宝的生长发育，但他可是每天都在成长。孕妈妈这段时间是不是经常感到疲惫，并且有想呕吐的感觉？是不是开始讨厌油烟的味道了？这些感觉可能让你觉得不舒服，但这是宝宝在提醒你他的存在呢！

▶孕1月

孕妈妈子宫的大小与孕前几乎没有什么差异，子宫壁因为受精卵着床而变得柔软，同时，子宫肌层稍微增厚。这时，卵巢开始分泌黄体激素，黄体激素可促进乳腺发育，因而孕妈妈会感到乳房稍稍变硬。大多数孕妈妈在这个月还没有什么特别的感觉，而有一些孕妈妈会出现身体疲乏、发热或怕冷、嗜睡等状况。

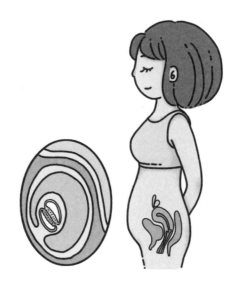

●● 孕1月 孕妈妈子宫壁变得柔软并且子宫肌层增厚。

▶孕2月

　　子宫增大到如鹅蛋大小，阴道分泌物增多，乳房增大明显，乳头变得更为敏感。多数孕妈妈开始出现头晕、乏力、嗜睡、恶心、呕吐、食欲缺乏等妊娠反应。由于激素的作用以及增大的子宫压迫膀胱，孕妈妈的排尿次数开始增多。孕妈妈一定要做好心理准备，重视产前检查，接受医生的指导。

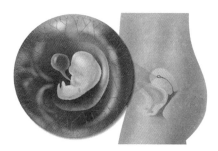

●● 第6周 胚芽。

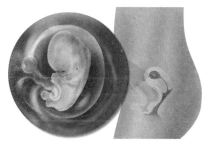

●● 第8周 可爱的胎宝宝开始在羊水中进行类似游泳般的运动。

▶孕3月

　　子宫已经有拳头那么大，在下腹部、耻骨联合上缘处可以触摸到子宫底部。乳房有沉重感，乳头、乳晕的颜色相继加深。外阴颜色变深，阴道的分泌物增多且比较黏稠。孕妈妈的皮肤变得没有光泽，眼睛周围、面颊处会出现妊娠斑。虽然孕妈妈的身体已经开始发生变化，但还是要保持平和、愉悦的心情，因为孕妈妈良好的心理状态是胎宝宝稳定生长、发育的保证。

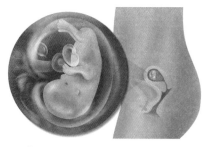

●● 第10周 胎宝宝已经很像个小人了。

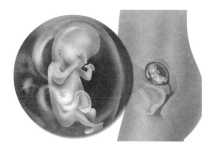

●● 第12周 胎宝宝身体的雏形已经发育完成。

三、孕早期饮食全攻略

怀孕是一件特别幸福的事情，但是孕早期的害喜反应会很辛苦。为了迎来健康聪明的宝宝，孕妈妈应按照"三餐三点心"的原则进食。早餐应主副食搭配，干稀搭配；午餐要丰盛，尽量不要吃外面的快餐，多吃蔬菜，确保营养。

1. 孕早期所需营养特点

孕早期（0~12 周）胚胎生长速度较缓慢，母体的相关组织增长变化不明显，所需营养素较孕前并没有明显增加，因此，不必强求补充大量的营养。但这个阶段是胎宝宝生长发育最重要的时期，某种营养素的缺乏或过量，会引起胎宝宝早期发育障碍和畸形。比如叶酸、维生素 A、碘等，孕妈妈应该在均衡营养的基础上重点保证这几种营养素的的供给。

表3-1 孕早期所需营养素

叶酸	蛋白质	碳水化合物	维生素B₁	维生素B₂	维生素B₆	碘	钙
600~800 μg/天	0.6g/天	150g/天	1.5mg/天	1.8mg/天	1.8~2.0 mg/天	200mg/天	800mg/天

2.孕妈妈饮食指导

早孕反应如恶心、食欲不振、孕吐等，会严重影响孕妈妈的热量摄入，导致体重减轻，还会给孕早期均衡饮食带来巨大困难，导致进食量不足或营养不均衡。但是为了腹中的宝贝，孕妈妈一定要坚信这是一个必经的短暂的过程，一切都是为了孩子，能吃得下的时候尽量吃，看自己能接受哪些食物，并尽可能做到饮食多样、均衡。

一般来说，此时选择清淡的、易消化的食物，如米粥、面条、麦片粥、馒头、藏血麦、藏燕麦、小麦胚芽、亚麻籽油等，有助于减轻恶心、呕吐等反应。进食方法以少食多餐为宜，即每隔两到三小时进食一次。妊娠恶心呕吐反应多在清晨空腹时较重，此时可吃些饼干、巧克力等体积小、含水分少的食物。若孕妈妈进食后呕吐，可做深呼吸，或听听音乐、散散步，再继续进食。晚上反应较轻时，食量宜增加且食物种类要多样化，必要时可在睡前适量加餐。

3.孕早期饮食安排

所谓瘦孕不是指体重不增长，而是指通过特配的营养餐，控制住体重上升的速度，同时能保证孕妈妈自己和胎宝宝的健康，为产后瘦身做铺垫。

在孕早期，餐单按5餐设计，包括3次正餐、2次加餐。孕妈妈可以根据自己的身高、体形以及体力情况，选择合理的饮食量，保证营养摄入。当然，餐次可以视早孕反应的情况灵活安排，在胃肠道反应较轻的时候，不论早晨、晚上还是上午、下午，都可以加餐或吃点零食。

另外，孕早期一定要保证食物的种类齐全，且体重增长不要太快。

———— 表3-2 每天大致进食量 ————

谷类、薯类及杂豆类	200~300g
蔬菜	300~500g
鱼、禽、蛋、肉	合计150~200g
奶制品	200~250g
水果	100~200g
大豆及坚果	50g
食用油	15~20ml
盐	6g

● 早餐

孕妈妈早餐要避免食物种类单一，早餐至少要有两大类食物，一类是高淀粉的主食类食物，如谷类、杂豆类和薯类等；另一类是高蛋白的食物，如奶类、大豆类、蛋类、肉类等。在此基础上，再吃一些蔬菜或水果，营养搭配更合理。

● 午餐

有了宝宝，孕妈妈的午餐质量不能很差或搭配不合理了。为了保证足够的营养，午餐一定要有主食、高蛋白副食、蔬菜等。建议要有一荤一素，或者荤素搭配，但要注意少油少盐。

● 晚餐

孕妈妈一定不能忽视晚餐的重要性，也不要为了减重，自作主张进行"晚餐少吃"的策略。要保证晚餐的质量，仍然要荤素搭配。

● 加餐

加餐是孕妈妈增加营养摄入的重要手段。一般水果、酸奶、牛奶、坚果、烤番薯、煮芋头等，特别适合作为加餐；蛋类、大豆制品、面包、豆包、蔬菜、肉类等，也可以用来加餐。

● 补充叶酸

叶酸一定要提早服用，准备怀孕之时就要开始服用。确诊怀孕后继续服用，至少服用到怀孕 12 周。叶酸在早餐后服用较好，一日一次，一次一片（400μg）。

—— 表3-3 女性所需叶酸的主要来源 ——

蔬菜	莴苣、菠菜、番茄、胡萝卜、花椰菜、油菜、小白菜、扁豆、蘑菇等
水果	橘子、草莓、樱桃、香蕉、柠檬、桃子、杨梅、酸枣、山楂、石榴、葡萄等
谷物	大麦、米糠、小麦胚芽、糙米等
动物食品	动物肝脏、肾脏、禽肉及蛋类、牛肉、羊肉等
豆类	黄豆、豆制品等
坚果	核桃、腰果、栗子、杏仁、松子等

四、孕早期生活提醒

孕早期是痛并快乐着的时光。不少孕妈妈会出现早孕反应，一些体质差的孕妈妈甚至会出现先兆流产现象。通往幸福的路上总会有一些小障碍，孕妈妈需要有一双慧眼，及时发现并清除这些障碍，在保证母子营养的同时，又不需增重太多。那么，此时有哪些状况需要特别关注呢？

1.多吃鱼

研究表明，女性怀孕后经常吃鱼可以促进胎宝宝的生长发育，降低新生宝宝体重不足的发生率。这是因为鱼肉含有丰富的不饱和脂肪酸，有助于胎宝宝的生长发育。

但要注意，现在很多人工养殖的鱼含有激素，甚至天然海洋里的鱼也可能会因为水质污染而有汞超标等问题，因此孕妈妈在挑鱼的时候要注意品质，切记安全第一。

温馨提示：孕妈妈怎样吃鱼更健康

◎多吃深海鱼类。

◎尽量采用水煮或清蒸的方式，使营养保留得更全面。

◎对于鱼类过敏的孕妈妈，千万不要勉强吃，以免造成身体不适。不妨改吃孕妇专用的营养配方食品，以降低婴幼儿过敏体质的发生率。

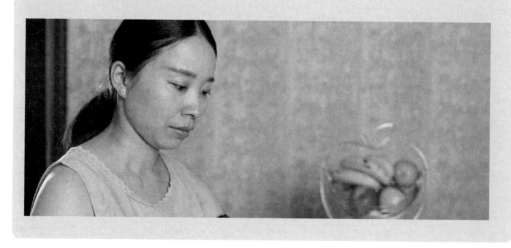

2.多摄取有利于胎宝宝大脑发育的食物

孕早期是胎宝宝大脑发育的关键时期，因此，孕妈妈要有意识地摄入有利于胎宝宝大脑发育的食物。

—————— 表3-4　有助于胎宝宝脑发育的最佳食物表 ——————

类别	名称	图片
粮谷类	小米、玉米等	
干果类	核桃、芝麻、花生、松仁、南瓜子、栗子、杏仁等	
蔬菜类	黄花菜、香菇等	
水产品	深海鱼、海螺、牡蛎、虾、鱼子、虾子、海带、紫菜等	
禽类	鸭、鹌鹑、鸡等	

3.合理饮食，避免便秘或腹泻

孕早期，腹泻不仅会导致孕妈妈损失营养素，并且还会因肠蠕动亢进而刺激子宫，甚至可能引发流产。因此，孕妈妈的孕早期饮食要特别讲究卫生，食物一定要干净、新鲜，以防发生腹泻。

另外，孕早期易发生便秘，所以要多食用富含膳食纤维的蔬菜、水果、薯类食品。水果中含有较多的果糖和有机酸，易发酵，有预防便秘的作用。此外，水分的补充也非常重要，要多喝鲜果汁、牛奶、白开水等。

4.忌偏食

　　孕妈妈在孕早期容易出现偏食现象，如只吃植物食品或偏爱某种单一的食品，这是可以理解的。但是不能整个孕期都吃素食或某些食品，这样会因为营养缺乏而危害胎宝宝。孕妈妈应该搭配着吃一些动物食品，此外还应吃一些鲜蛋、鲜鱼虾，喝牛奶等，使胎宝宝能得到足够的营养。另外，许多人体必需的微量元素存在于那些未经过细加工的食品和粗粮中，如果孕妈妈只食用精制米面，会造成营养缺乏，并可能由此引起一些疾病。

5.忌长期服用温热补品

　　孕妈妈由于周身血液循环系统血流量增加，心脏负担加重，子宫颈、阴道壁和输卵管等部位的血管处于扩张、充血状态；加上孕妈妈内分泌功能旺盛，分泌的醛固醇增加，容易导致水、钠潴留而产生水肿、高血压等病症；再者，孕妈妈由于胃酸分泌量减少，胃肠道功能减弱，会出现食欲不振、胃部胀气、便秘等现象。

　　在这些情况下，如果孕妈妈经常服用温热性的补药、补品，比如人参、鹿茸、鹿胎胶、鹿角胶、桂圆、荔枝、胡桃肉等，很可能会导致阴虚阳亢、气机失调，甚至导致血热妄行，从而加剧孕吐、水肿、高血压、便秘等症状，严重时还会发生流产或死胎等。

6.忌晚餐吃得过量

　　晚餐是对下午消耗的能量的补充，也是对夜间休息时能量和营养物质需求的供给。但晚餐后即使有散步的习惯，消耗的热量也有限，而且在晚上和睡眠时，人体对热量和营养物质的需求并不太大，一般能维持身体基础代谢的需要就足够了。所以孕妈妈晚餐最好以稀软清淡为宜，不要吃得太饱，这样才有利于消化和提高睡眠质量，还能为胎宝宝的正常发育提供条件。

7.合理用油

　　孕妈妈一定要选择健康的油，合理用油。孕期推荐的油有茶油、橄榄油、亚麻籽油。

五、产检项目提示

孕妈妈在怀孕过程中会遇到诸多挑战，因此产前要做好各方面的检查及准备，时刻注意身体的异常状况和不适，才能生下健康的宝宝，并养护好自己的身体。那么，什么时间做产检？产检项目有哪些呢？下面就来看看孕妈妈的孕早期产检时间表和产检项目吧。

表3-5 孕早期产检时间及项目一览表

产检时间	重点检查项目	备注
0~5周：孕检	确定怀孕	
5~8周：孕检	超声波确定胎囊位置	超声波是频率高于2000赫兹的声波，有宫外孕史的孕妈妈需要通过B超确定胎囊位置
6~8周：孕检	超声波检看胎宝宝心跳	高龄或者有过流产史的孕妈妈需要在孕6周做B超胎心检查
8~12周：第一次正式产检	给胎宝宝建立档案：做各项基本检查，包括体重、血液、血压、问诊、胎心音	大多数孕妈妈建档的时间在第12周，其实在8~12周内皆可，但最晚不可晚于16周
11~14周：孕检	颈项透明层厚度（NT）	超声排查畸形

0~5周孕检：确定怀孕

确定是否怀孕：如果超过一周月经还没来，就有怀孕的可能。确定怀孕后，即可根据月经周期估算预产期。

5~8周孕检：超声波看胎囊位置

超声波检查：若有宫外孕史或有出血、腹痛症状，需进行超声波检查。超声波大致能看到胎囊在子宫内的位置，若仍未看到，则要怀疑是否有宫外孕的可能。若无阴道出血的情况，仅需看胎囊着床的位置。若有阴道出血，通常是先兆性流产的表现，这段时间若有一些组织从阴道中掉出来，就要考虑是否真的流产了。另外，在孕早期5~8周，还可以看到胚胎数目，确定是否孕育了双胞胎或多胞胎。

6~8周孕检：超声波检查看胎儿心跳

超声波检查：可看到胎儿心跳、卵黄囊。孕妈妈在孕早期6~8周内做超声波检查时，可看到胚胎组织在胚囊内，若能看到胎儿心跳，这代表胎儿目前处于正常状态。此外，在超声波的扫描下，还可以看到供给胎儿12周前所需营养的卵黄囊，这可是胎儿自己所带的一个"小便当"啊。若未看到胎儿心跳，孕妈妈可以隔几天或1周，再去医院做超声波检查。

8~12周第一次正式产检：建立档案

1.在社区医院领取《母子健康档案》。

2.做各项基本检查，包括称体重、量血压、验尿常规、验血常规、问诊及听宝宝的胎心音等。

11~14周孕检：早期NT

NT检查是指胎儿颈项透明层扫描，是评估胎宝宝是否可能患有唐氏综合征的一种筛查方法。通常在孕11~14周进行，主要是通过超声扫描进行，但是也要看胎宝宝和子宫的位置。必要时，还要通过阴道B超来进行。颈项透明层通常随宝宝的生长而相应增长。一般来说，颈项透明层大于3毫米为异常。

六、孕早期：专业营养师推荐3天餐单

要控制体重，孕妈妈应该从怀孕开始甚至怀孕前就要管理体重。怀孕初期，还不需要增加热量的摄取，所以孕妈妈一天的总热量为1600千卡左右。此时需要注意营养全面，食物清淡爽口，避免刺激性强的食物。

───── 第一天 ─────

进餐	餐单	热量
早餐	全麦馒头1个（160千卡） 低脂牛奶240ml（121千卡） 凉拌黄瓜牛肉100g(61千卡)	342千卡
午餐	燕麦二米饭1碗（85千卡） 彩椒烩里脊150g（222千卡） 番茄炒蛋150g（129千卡） 海带豆腐汤200ml（46千卡） 炒青菜200g（80千卡）	562千卡
加餐	猕猴桃1个	61千卡
晚餐	二米饭1碗（85千卡） 番茄鸡肉丁150g（145千卡） 榄菜炒豆角150g（119千卡） 萝卜汤200ml（36千卡）	385千卡
加餐	苹果1个	60千卡

彩椒烩里脊

食材：

彩椒50g，里脊肉100g，蛋清半个，姜、蒜各少许，盐、生粉、料酒、白糖、食用油各适量。

做法：

1.里脊肉切丝，加入盐、生粉、料酒，少许白糖和蛋清，用手抓匀后加入少许食用油，再次抓匀，腌15～20分钟。

2.把锅烧热后倒入油放蒜、姜爆香，下入腌好的里脊肉丝，翻炒。

3.炒里脊肉丝至颜色发白后，倒入切好的彩椒丁，翻炒1分钟，加入适量盐翻炒均匀即可。

营养功效：

补肾养血、滋阴润燥。

每100g热量
148千卡
建议食量
150g

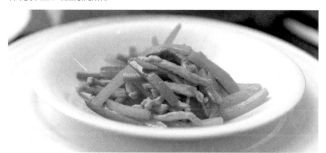

食材选购指南：

好的里脊肉色泽红润、透明，质地紧密、富有弹性，手按后很快复原，有一种特殊猪肉鲜味。

番茄炒蛋

食材：

鸡蛋2个，番茄2个，盐、食用油各适量。

做法：

1.番茄洗净，去蒂切块；鸡蛋打散，加适量盐搅匀。

2.锅中放油烧热后倒入鸡蛋液，待鸡蛋成圆形后用铲子捣碎，炒好后盛碗备用。

3.锅中放少量油烧热后，倒入番茄；煸炒至软、开始出汁时，改成小火，放盐，用铲子慢慢捣碎；最后放入鸡蛋炒匀即可。

营养功效：

生津止渴，健胃消食。

每100g热量
86千卡
建议食量
150g

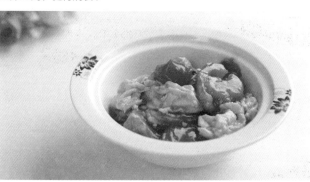

食材选购指南：

挑选鸡蛋时要注意：蛋壳比较粗糙，壳上附一层霜状粉末的鸡蛋比较新鲜；不要选蛋壳有灰黑斑点、发乌或者有油渍的鸡蛋。

海带豆腐汤

食材：
豆腐150g，水发海带丝120g，冬瓜100g，姜丝少许，盐、胡椒粉各适量。

做法：
1.将洗净的豆腐切开，切条形，再切小方块；洗净的冬瓜切小块，备用；锅中注入适量清水烧开，撒上姜丝，放入冬瓜块，倒入豆腐块，再放入洗净的海带丝，拌匀。

2.用大火煮约4分钟，或至食材熟透，加入盐、适量胡椒粉，拌匀，再略煮一会儿，至食材入味。关火后盛出煮好的汤料，装入碗中即成。

营养功效：
富含氨基酸和蛋白质，热量低，有降脂瘦身、排毒美容的功效。

每100ml热量
23千卡
建议食量
200g

食材选购指南：
优质的豆腐有浓浓豆香味，颜色略带点微黄或淡黄，有光泽，质地细嫩柔软；而劣质豆腐表面粗糙，切面毛糙，甚至有塌下去的感觉。

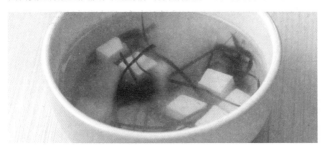

番茄鸡肉丁

食材：
鸡胸肉200g，番茄150g，青椒100g，盐、酱油、料酒、淀粉、姜、葱各适量，食用油少许。

做法：
1.鸡胸肉切丁，加盐、酱油、料酒和淀粉，然后抓匀，腌渍一会儿；番茄洗净，切丁；青椒洗净，切小块。

2.锅内放油，烧至六成热时，加鸡丁滑熟，盛出。

3.放油，加葱、姜爆香，加番茄丁、青椒块，大火翻炒几下，加盐调味，最后加入炒好的鸡丁，翻炒均匀即可。

营养功效：
营养丰富，易吸收，具有强壮筋骨、美容抗皱、防衰老的功效。

每100g热量
86千卡
建议食量
150g

食材选购指南：
新鲜鸡胸肉肉质紧密，有轻微弹性，呈粉红色且具有光泽。买回来之后，最好在两天内吃完。

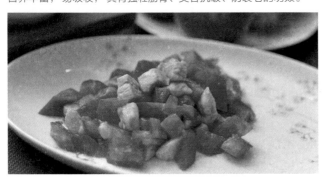

榄菜炒豆角

食材：

豆角100g，红椒30g，橄榄菜10g，蒜少许，食用油、盐各适量。

做法：

1.豆角摘去两头和茎脉后，洗净切粒；红椒切粒；蒜压成蒜茸备用。

2.炒锅内倒入适量油，烧热后，倒入蒜茸，爆出香味，然后倒入橄榄菜，一起翻炒几下。

3.最后倒入切好的豆角末和红椒粒，大火翻炒1分钟，起锅前调入少许盐，炒匀即可。

营养功效：

调和脏腑，益气生津。

每100g热量
79千卡
建议食量
150g

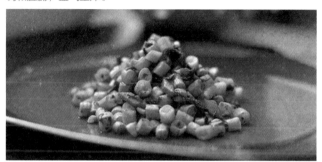

食材选购指南：

选购豆角时，一般以豆条粗细均匀、色泽鲜艳、透明有光泽、子粒饱满为佳。而有裂口、皮皱、形状过细、无子、表皮有虫痕的不宜购买。

萝卜汤

食材：

白萝卜300g，盐、胡椒粉、食用油、姜丝、葱花各适量。

做法：

1.将洗净去皮的白萝卜切片，改切成丝，备用。

2.砂锅中注入适量清水和油烧开，倒入白萝卜丝，搅散，煮10分钟或至食材熟透。

3.放入适量盐、胡椒粉，搅拌均匀，关火后盛出煮好的白萝卜汤，装入碗中即可。可加少许姜丝、葱花点缀。

营养功效：

白萝卜含丰富的维生素，可促进消化，加快胃肠蠕动，有通便排毒的作用。

每100ml热量
18千卡
建议食量
200g

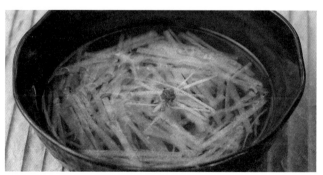

食材选购指南：

新鲜的白萝卜颜色非常嫩白，色泽光亮，表面硬实，无刮痕、破损，萝卜须直直的。

第二天

进餐	餐单	热量
早餐	煮鸡蛋1个（70千卡） 柠檬汁拌水果100g（44千卡）	114千卡
午餐	清炒上海青200g（66千卡） 粉皮拌荷包蛋200g（120千卡） 虫草花炖瘦肉200ml（440千卡） 二米饭1碗（85千卡）	711千卡
加餐	草莓6个	60千卡
晚餐	黑木耳菌菇肉丝汤200ml（218千卡） 松子仁玉米150g（105千卡） 清炒木耳菜100g（75千卡） 窝窝头1个（117千卡）	515千卡
加餐	坚果1~5个	60千卡

清炒上海青

食材：

上海青200g，红椒丝、食用油、盐各少许。

做法：

1.将上海青洗净、沥干。

2.炒锅置大火上，下油烧至八成热。

3.放入上海青，翻炒几下，加适量盐，炒至熟，装盘后加入红椒丝即可。

营养功效：

上海青为低脂肪蔬菜，且含有膳食纤维，具有促进消化、通便排毒的功效。

每100g热量
33 千卡
建议食量
200g

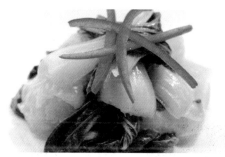

食材选购指南：

好的上海青呈绿色或鲜绿色，叶片稍向外侧。叶子短的品质比较好，叶片长的品质稍微差些。

粉皮拌荷包蛋

食材：

粉皮150g，黄瓜90g，彩椒10g，鸡蛋1个，蒜末少许，盐、生抽、食用油各少许。

做法：

1.粉皮用水泡软，黄瓜、彩椒切成细丝。

2.锅中注入清水烧开，打入鸡蛋，用中小火煮约5分钟至熟，放凉后切块。

3.取一个大碗，倒入泡软的粉皮，放入黄瓜丝、彩椒丝，拌匀，撒上蒜末；加入少许盐，淋入适量生抽搅匀。

4.把拌好的食材盛入盘中，放上切好的荷包蛋即成。

营养功效：

本品含有丰富的蛋白质和维生素，且易为人体消化吸收。

每100g热量
60 千卡
建议食量
200g

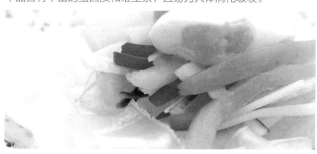

食材选购指南：

品质好的粉皮必须要片张均匀、无凹凸不平和卷边、粉质细腻、韧性强、无霉味、无酸味。

食材：
猪瘦肉120g，虫草花30g，姜少许。

做法：
1.虫草花洗净后，加入开水泡10分钟左右，捞出，备用。
2.猪瘦肉切成片，汆去血水后洗净备用；姜切丝。
3.把猪瘦肉、姜丝以及虫草花依次放入炖盅中，注入适量开水，盖上保鲜膜，放入蒸锅中蒸2小时左右即可。

营养功效：
本品含有丰富的蛋白质和微量元素，可缓解疲劳，增强人体免疫力。

每100ml热量
220千卡
建议食量
200ml

食材选购指南：
　　挑选虫草花最简单的办法是，看其头部子实体的数量、完整性、饱满程度等，以色泽黄亮、头部子实体丰满肥大的为佳。

虫草花炖瘦肉

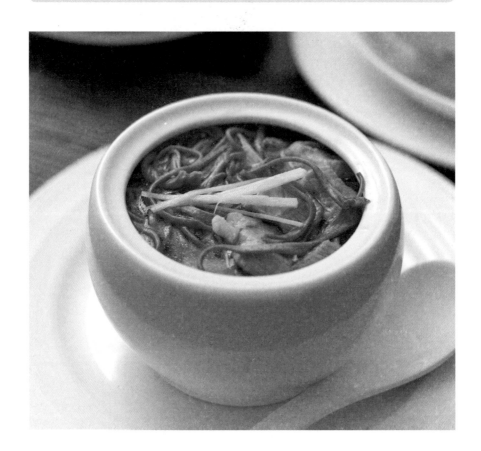

黑木耳菌菇肉丝汤

食材：
猪瘦肉350g，黑木耳250g，菌菇100g，红椒丝、盐各少许。

做法：
1.将菌菇浸软，洗净，剪去菇脚；黑木耳浸软，洗净，除去蒂部杂质；猪瘦肉洗净，切丝，用开水稍微汆烫。
2.把猪瘦肉、黑木耳、菌菇一同放入锅内，加适量清水，大火煮沸后，小火煮1小时，用盐调味即可。可加红椒丝做点缀。

营养功效：
本品富含多糖胶体，有良好的肠道清洁作用，具有通便排毒的功效。

每100ml热量
109千卡
建议食量
200ml

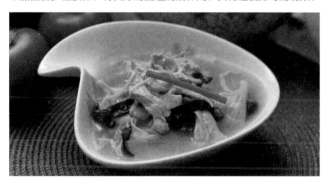

食材选购指南：
黑木耳中，朵大，耳瓣略展，朵面乌黑有光泽，朵背略呈灰白色的为上品；朵稍小或大小中等，耳瓣略卷，朵面黑但无光泽的属中等。

松子仁玉米

食材：
玉米粒100g，胡萝卜30g，松子仁10g，大葱少许，盐少许，食用油适量。

做法：
1.大葱、胡萝卜切丁。
2.炒锅放油烧热后，放入松子仁，小火炒至发黄，再加入大葱和胡萝卜翻炒。
3.玉米粒倒进锅里继续翻炒，加盐即可。

营养功效：
本品可刺激胃肠蠕动，通便排毒，强健身体，美容润肤。

每100g热量
70千卡
建议食量
150g

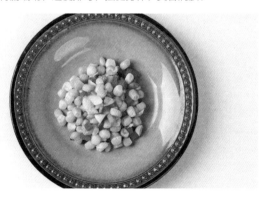

食材选购指南：
松子仁以壳色浅褐、光亮，肉色洁白者为质好；壳色深灰或黑褐，肉色深黄带红者为质差。松仁芽芯色白为质好，发青、发黑的已变质。

—— 第三天 ——

进餐	餐单	热量
早餐	菜包1个（60千卡） 紫米豆浆250ml（133千卡） 白灼虾100g（98千卡）	291千卡
午餐	什锦蔬菜300g（96千卡） 姜汁红杉鱼250g（388千卡） 冬瓜香菇鸡汤300ml（90千卡） 黑米饭1碗（114千卡）	688千卡
加餐	南瓜芝士羹300ml	105千卡
晚餐	番茄鸡蛋面300g（426千卡） 上汤娃娃菜300g（48千卡）	474千卡
加餐	圣女果300g	66千卡

紫米豆浆

食材：

水发紫米50g，水发黄豆80g。

做法：

1.把水发紫米倒入豆浆机中，放入泡好的黄豆。注入适量清水，至水位线即可。

2.盖上豆浆机机头，选择"五谷"程序，再选择"启动"键，开始打浆。

3.待豆浆机运转约15分钟（"嘀嘀"声响起）后，取下机头，盛入备好的碗中即可。

营养功效：

紫米含有蛋白质、维生素E、钙、磷、钾、铁、锌等营养成分，具有增强免疫力、清除自由基、补铁等功效。

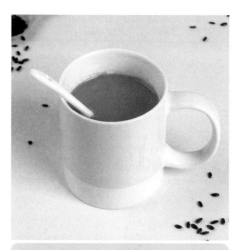

每100ml热量
53千卡
建议食量
250ml

食材选购指南：

◎紫米中，米粒较大且饱满，颗粒均匀，有米香，无杂质者为佳。

◎黄豆中，颜色鲜艳而有光泽，颗粒饱满且整齐均匀，无破瓣、无缺损、无虫害、无霉变、无挂丝者为佳。

什锦蔬菜

食材：

青笋100g，胡萝卜30g，香菇20g，盐少许，食用油适量。

做法：

1.香菇泡软，洗净切丝状备用；青笋、胡萝卜均切长丝。

2.以上的蔬菜丝放入同一盛器，加少许盐，用筷子拌匀。

3.锅中放入少许油，烧热后，放入全部材料，翻炒均匀，即可食用。

营养功效：

本品含有丰富的蛋白质、维生素A、维生素B$_1$、维生素B$_2$、维生素C、钙、磷、铁、钾、镁和膳食纤维。

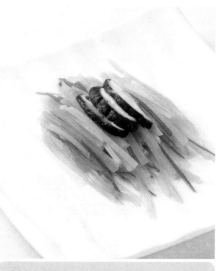

每100g热量
32千卡
建议食量
300g

食材选购指南：

青笋以茎叶鲜亮油绿、不枯焦、叶无斑点、无腐烂等为优。

姜汁红杉鱼

食材：

红杉鱼200g，姜丝10g，红椒丝、西蓝花各少许，盐、食用油各适量，生抽1匙。

做法：

1.红杉鱼去鳞、去内脏、去鱼鳃、去鱼尾，清洗干净后，沥干水分，用盐、姜丝涂遍鱼的全身。

2.烧热油锅，把鱼放入锅里，中火煎至两面金黄。

3.加入1匙生抽、适量清水煮开后，转中小火煮10分钟即可。可加红椒丝和西蓝花做点缀。

营养功效：

本品含有丰富的蛋白质、维生素，可以为身体补充所需的营养物质。

每100g热量
155千卡
建议食量
250g

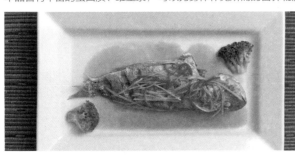

食材选购指南：

红杉鱼应选鱼身有弹性、眼睛明亮、不干瘪的，这样的冰冻时间不长，较新鲜。

冬瓜香菇鸡汤

食材：

水发香菇30g，冬瓜块80g，鸡肉块50g，瘦肉块40g，高汤适量，盐少许。

做法：

1.锅中注入适量清水烧开，倒入鸡肉块、瘦肉块，汆去血水。捞出，沥干水分，再过一次凉水，备用。

2.锅中注入高汤烧开，倒入汆过水的食材，放冬瓜块、香菇，拌匀。

3.盖上盖，大火烧开后转中火续煮至食材熟软；揭盖，加少许盐调味；关火后盛出煮好的汤料，待稍微放凉即可食用。

营养功效：

本品营养丰富，热量低，有助降脂减肥。

每100ml热量
30千卡
建议食量
300ml

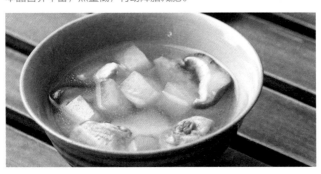

食材选购指南：

香菇应选菇形圆整、菌肉肥厚、菌盖下卷的为好；如果颜色发黑，用手摸湿润黏滑，则表示已经不新鲜了。

南瓜芝士羹

食材：

小南瓜200g，芝士20g，盐少许。

做法：

1.小南瓜洗净去皮，切成南瓜块。

2.在锅里放入南瓜块和适量水，大火烧沸。

3.待南瓜块煮至烂糊状，再放入盐和芝士充分混合均匀即可。

营养功效：

本品能健脾养胃，是减肥佳品。

每100g热量
35千卡
建议食量
300g

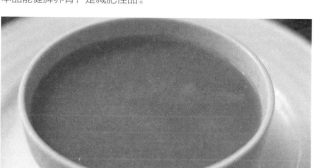

食材选购指南：

南瓜的皮越粗糙，越老（用指甲掐不透），越黄，品质越好。这样的南瓜水分少，味甜、口感柔软，用来煲汤或炖都很好。

番茄鸡蛋面

食材：

番茄150g，鸡蛋1个，挂面100g，盐少许，葱花少许，食用油适量。

做法：

1.将番茄洗净，切小块备用。

2.将少许食用油倒入锅中加热，放入番茄翻炒至熟透出汁。

3.往锅中加水，煮沸，下挂面。

4.面快熟时，打入鸡蛋，加入盐调味即可。可加少许葱花做点缀。

营养功效：

本品有延缓衰老、美容护肤和消食开胃的功效。

每100g热量
142千卡
建议食量
300g

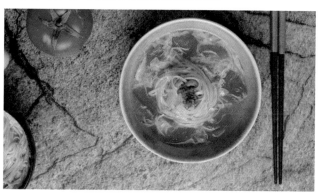

食材选购指南：

辨别是否催熟番茄的方法：一是外形，催熟番茄形状不圆，呈棱形；二是内部结构，催熟番茄汁无籽，或籽是绿色。

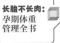
上汤娃娃菜

食材：

娃娃菜250g，枸杞子适量，高汤、盐、食用油各少许。

做法：

1.将娃娃菜洗净，对半切开。

2.锅里加入高汤，放入娃娃菜、枸杞子煮沸后，捞出摆盘待用。

3.锅内放少许食用油，加适量盐，淋在娃娃菜上即可。

营养功效：

本品含有丰富的膳食纤维和微量元素，可以增强身体的抵抗力。

每100g热量
16千卡
建议食量
300g

食材选购指南：

娃娃菜应挑选个头小、手感结实的为佳。如果捏起来松垮垮的，有可能是用大白菜芯冒充的。

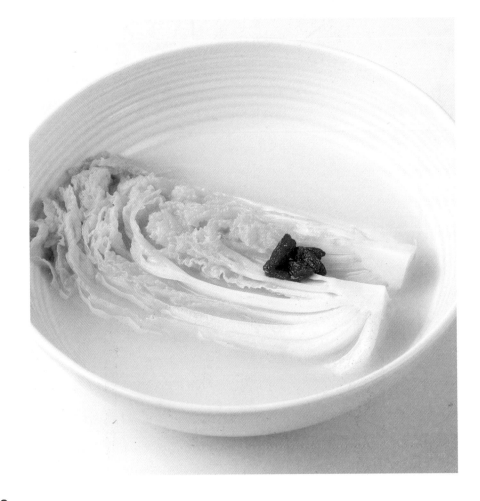

七、孕早期有氧运动：轻松应对早孕反应

怀孕头 3 个月（1~12 周）是孕妈妈一生中意义非凡的一个时期。因激素的改变，孕妈妈会在身体和情感上出现很大的变化，如出现各种妊娠反应和情绪反应。这时期练习简单的瑜伽动作，不但可以减轻孕早期的各种不适，还可以增强身体的抵抗力。

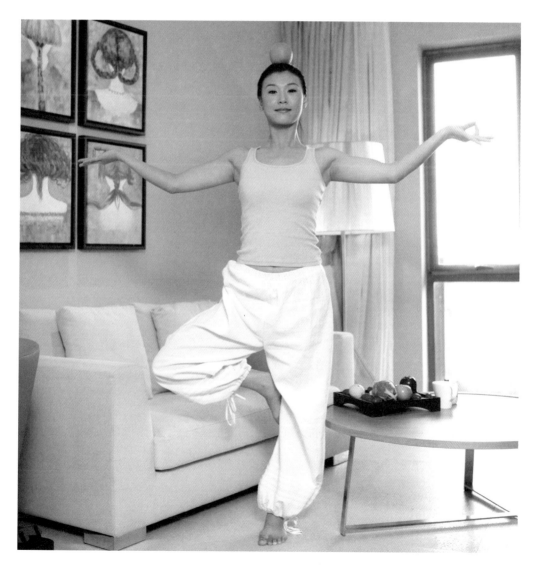

1.消除孕期焦虑：清理经络调息

清理经络调息也叫"左右交替呼吸法"，是最基本的调息练习。它通过用左右鼻孔交替式呼吸的方法，清理左右经脉，让生命之气畅通地流动。

PLEASE FOLLOW ME

建议练习时间：早上7点
方便系数：★★★★
呼吸方式：完全式呼吸
练习次数：10次

功效：

- ☑ 增加血液中的含氧量，清除血液中的毒素，滋养全身。
- ☑ 清理由鼻至肺的整个呼吸系统，使人精神焕发、平和宁静，消除孕期焦虑。
- ☑ 提高免疫力，预防各种呼吸道疾病。
- ☑ 改善食欲，减轻妊娠反应，预防孕期高血压、糖尿病以及便秘。

> **练习要诀：** 清理经络调息的整个呼吸过程是缓慢、稳定而深长的。在练习的过程中，吸气时，要使气体充满双肺；呼气时，尽量呼出全部空气。但注意不要太用力呼吸。

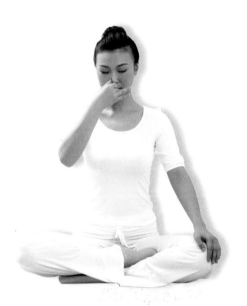

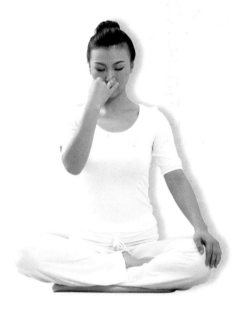

STEP 1： 以舒适坐姿坐好，背部挺直，闭上双眼放松，逐渐把注意力集中在呼吸上。伸出右手，弯曲食指和中指，大拇指和无名指抵于鼻翼两侧；大拇指压住右鼻孔，左鼻孔吸气。

STEP 2： 用无名指压住左鼻孔，以右鼻孔呼气；然后，以右鼻孔吸气，压住右鼻孔，以左鼻孔呼气，这是一个回合。可做25个回合。

2.缓解妊娠疲劳：快乐婴儿式

　　孕期会产生疲劳，期间可以练习快乐婴儿式来缓解疲劳。需要注意的是，怀孕 7 个月以后不可以再练习此动作。

PLEASE FOLLOW ME

建议练习时间：
早上7点、中午1点或睡前
方便系数： ★★★★
呼吸方式： 完全式呼吸
练习次数： 4次

功效：

- 消除疲劳之余，还能放松神经、治疗失眠，提高睡眠质量。
- 帮助孕妈妈伸展髋部和骨盆，改善便秘症状，帮助生产。

> **练习要诀：** 如果晚上难以入眠，不妨练习快乐婴儿式。腹部过于隆起的孕妇，只做到第1步就可以了。

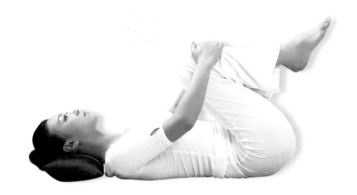

STEP 1: 仰卧，吸气，将双腿向上屈膝，双手抱住膝盖。

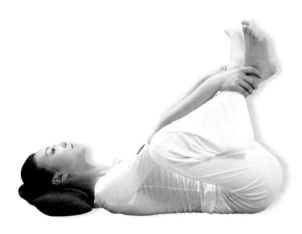

STEP 2: 呼气时，双膝分开，双手抓住双脚脚踝，让膝盖靠近腋窝，注意不要挤压腹部。保持这个姿势，自然呼吸，以感觉舒适为宜，然后双脚放回地面，双膝弯曲，放松。

3.缓解孕吐：束角坐瑜伽身印

头部以控制莲花式的姿势向前弯曲，直到碰触地面的体式被称为"瑜伽身印"。

PLEASE FOLLOW ME

建议练习时间：
上午8点或下午4点
方便系数：★★★★★
呼吸方式：腹式呼吸
练习次数：5～8次

功效：

- 增强肠胃蠕动，清理肠胃，缓解孕吐。
- 使大肠积累的废物向下运行，有助于缓解便秘、增强消化功能。
- 双手在背后合十，可以扩展胸部并增大肩膀的活动范围。
- 减缓心率、安定心神、平复情绪。

练习要诀： 体会到肩膀和背部的温热。如果双手于背后不能合十，可双手互抱手肘完成体位。

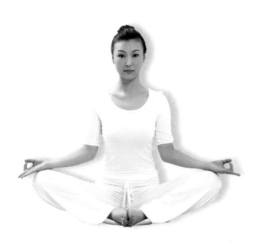

STEP 1: 将双腿盘束脚坐，坐好。

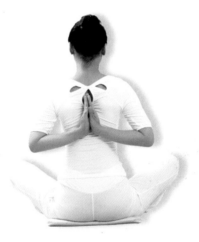

STEP 2: 双手在背后合十。

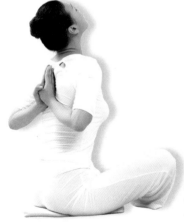

STEP 3: 姿势保持不变，吸气，头向后仰。

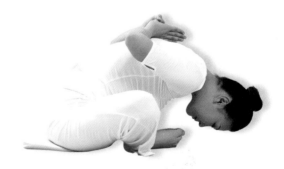

STEP 4: 呼气，上身缓缓前倾，放松脖颈，前额尽量贴近地面，保持3～5个深呼吸。吸气时，缓缓地向上起身，呼气，最后还原手臂，放松全身。

4.缓解乳房胀痛：坐立鹰式

坐立鹰式是增强协调感的姿势。乳房胀痛或发麻是最早出现的妊娠反应之一。若出现这种情况，孕妈妈要练习能够伸展和强健乳房的体式。

PLEASE FOLLOW ME

建议练习时间：早上7点、中午1点或下午3点
方便系数：★★★★★
呼吸方式：腹式呼吸
练习次数：4次

功效：

▢ 双臂交叉环绕时，乳房会不由自主地向内夹紧，这样能让乳房更加集中，防止外扩。
▢ 加强胸肌的力量，使胸肌为乳房组织提供足够的力量支撑，帮助乳房维持挺拔之姿。
▢ 增强膝关节的灵活性，加强双腿肌肉群力量，美化双腿线条。

练习要诀：如果肩关节僵硬，则尽量保持掌心相对。平衡力不佳者要注意后仰时身体的协调能力，以防无法收回身体。

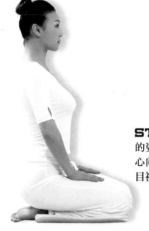

STEP 1： 以舒服的姿势跪坐，双手掌心向下放于大腿上，目视前方。

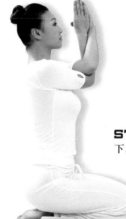

STEP 2： 左臂上右臂下，双臂交绕，双掌相对。

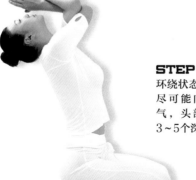

STEP 3： 双臂保持环绕状态，吸气，手臂尽可能向上抬高；呼气，头部后仰，保持3~5个深呼吸。

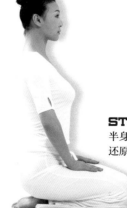

STEP 4： 吸气，上半身转正，呼气，身体还原至初始跪姿。

5.扩展胸部：肩部伸展式

肩部伸展式是站立伸展的动作，它可以很好地打开胸腔并放松肩部，且难度较低，非常适合孕早期的孕妈妈练习。

PLEASE FOLLOW ME

建议练习时间：上午9点、下午3点或晚上7点

方便系数：★★★★

呼吸方式：腹式呼吸

练习次数：3次

功效：

- 很好地扩展胸部，缓解肩部紧张感。
- 消除疲劳，恢复精力。
- 向下伸展肩部时，使脊椎得到了非常好的锻炼，有助于增强脊椎灵活性。

> **练习要诀：**孕妈妈在做动作时，要在身体允许的范围内进行有限的伸展练习。在练习的过程中，稍微弯曲膝关节，可以避免伸展时背部拱起。

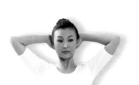

STEP 1：微屈膝站立，双腿分开，稍宽于肩。双手屈肘置于脑后。吸气，使两肘部尽量向脸颊靠拢。呼气，将两肘部尽量向背后打开，重复几次。

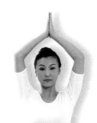

STEP 2：下半身保持不动，双手合十，放于头顶，向右推动肘部，再向左推动肘部，重复几次。

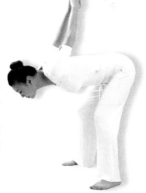

STEP 3：身体向前弯曲，双手合十尽量向头后伸展。注意保持屈膝和背部挺直，保持3~5个深呼吸。

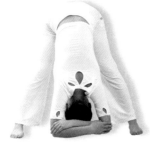

STEP 4：放松双手，交叉互抱双肘，身体慢慢地向下伸展放松，以身体感觉舒适为宜。不能勉强伸展，同时保持深长的呼吸。

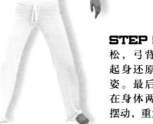

STEP 5：手臂放松，弓背缓缓向上起身还原至初始站姿。最后，让手臂在身体两侧轻轻地摆动，重复几次。

6.缓解肩颈酸痛：金刚坐牛面式

牛面式因为动作完成后酷似牛脸而得名。产后练习此式，能疏通乳腺，促进乳汁分泌，并有效防止乳房下垂。

PLEASE FOLLOW ME

建议练习时间：早上7点、中午1点或下午5点
方便系数：★★★★★
呼吸方式：腹式呼吸
练习次数：2次

功效：

☐ 加强背部肌肉，增强腕、肘、肩关节的灵活性，矫正肩背的歪斜，使背部更加挺直。
☐ 使胸部得到完全的伸展。
☐ 预防失眠，解除疲劳与压力。
☐ 增强骨盆与膝关节的弹性。

> **练习要诀：** 在练习时，要保持空腹，把意识力集中在胸部。如果肩部僵硬，两手互相够不到，可以用抓住毛巾两头的方法来代替或做单边，即一手扶住弯曲手的手肘。

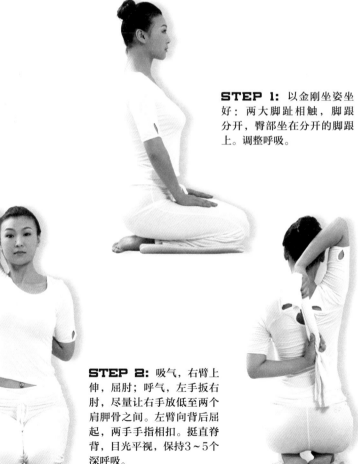

STEP 1： 以金刚坐姿坐好：两大脚趾相触，脚跟分开，臀部坐在分开的脚跟上。调整呼吸。

STEP 2： 吸气，右臂上伸，屈肘；呼气，左手扳右肘，尽量让右手放低至两个肩胛骨之间。左臂向背后屈起，两手手指相扣。挺直脊背，目光平视，保持3~5个深呼吸。

STEP 3： 松手甩动放松，换另一侧继续练习。如果两手手指不能相扣，则可以借助毛巾或瑜伽带。左右各练习3次。

7.加强背部与腹部力量：桌子式

桌子式是一个人人都能完成的体式，对腹部肌肉群和肠道非常有益，在妊娠的最初几个月非常适用。

PLEASE FOLLOW ME

建议练习时间：早上7点、下午2点或晚上8点
方便系数：★★★
呼吸方式：腹式呼吸
练习次数：6次

功效：

- 锻炼腹部肌肉群，强健腹部肌肉。
- 矫正体态，预防腰痛。
- 缓解腰椎间盘突出，消除腰部紧张。
- 使骨盆区域得到锻炼。
- 按摩腹部器官，改善食欲，缓解便秘。
- 放松双腿肌肉，拉伸腿部后侧的肌肉及韧带。

> **练习要诀：** 为了保持身体稳定，建议俯身时扶着椅子完成动作，避免跌倒。上半身向下倾斜时，背部不要弓起，腹部要收紧，双腿伸直，始终保持双臂肌肉的紧张感。柔韧性欠佳的孕妈妈可以将双腿稍微打开。

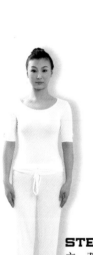

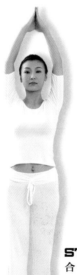

STEP 1： 站立，双腿伸直并拢，双臂自然垂于体侧。

STEP 2： 双手合十于胸前，吸气，高举过头，保持腰背挺直。

STEP 3： 呼气，头后仰，眼睛向上看。

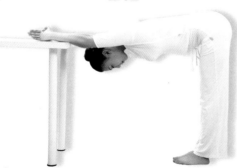

STEP 4： 以胯骨为支点，呼气，上半身向前弯腰，双手搭放于桌子上，让上半身与地面保持平行，保持3~5个深呼吸。吸气，腰腹部用力，上半身缓缓还原至初始站姿，呼气，放松。

8.消除腿痛：仰卧举腿式（靠墙）

仰卧举腿式是一个对于腿部和腹部减肥非常好的练习。孕妈妈在练习这个体式时，需要靠墙仰卧，注意保护好腹中的胎宝宝。

PLEASE FOLLOW ME

建议练习时间：早上7点、
中午1点或下午4点
方便系数：★★★★
呼吸方式：腹式呼吸
练习次数：2次

功效：

☐ 锻炼双腿肌肉，消除腿痛，预防静脉曲张。
☐ 能有效按摩腹部器官，滋养内部脏器，刺激肠胃，提高消化功能，缓解便秘、胃部胀气等。
☐ 能有效放松髋部，加强腰腹部的力量。

> **练习要诀：**孕妈妈如果无法一次完成三个动作，那么就分三次做这个动作，间隔时间休息，以自己身体能够承受为准则，千万不可以强行运动，以免影响腹中的胎宝宝。

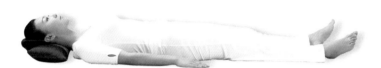

STEP 1： 仰卧，身体贴紧地面，两腿伸直，掌心贴地。

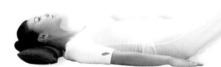

STEP 2： 吸气，腰腹部用力，慢慢向上抬起双腿，与地面成45°。保持顺畅的呼吸，保持2~3个深呼吸。

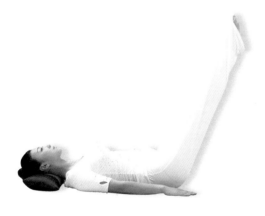

STEP 3： 如果可以的话，继续将双腿向上抬起，与地面约成60°。坚持2~3个深呼吸。

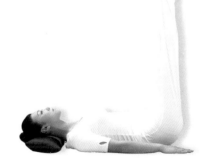

STEP 4： 尽量坚持继续向上抬双腿，直至与地面垂直。保持自然的呼吸，维持此姿势3~5个深呼吸。呼气，双腿缓缓向下还原至地面，全身放松，深呼吸。

9.强化骨盆：蝴蝶式

蝴蝶式也称"束角式"。孕早期经常练习蝴蝶式，可以使髋关节和骨盆周围的肌肉变柔软，强化骨盆，分娩时骨盆更容易打开。

PLEASE FOLLOW ME

建议练习时间：早上7点、
下午2点或晚上7点或睡前
方便系数：★★★
呼吸方式：腹式呼吸
练习次数：5次

功效：

- 伸展和强化骨盆底肌肉，扩展髋部，减少分娩的痛苦。
- 预防和缓解坐骨神经痛。
- 促进腹部血液循环，加强下背部、骨盆的血液流通。
- 强健大腿内侧肌肉，预防小腿静脉曲张。

练习要诀： 在练习的过程中，不要过于用力以免肌肉疲劳。循序渐进地练习，才能更好地伸展肌肉、强化骨盆。

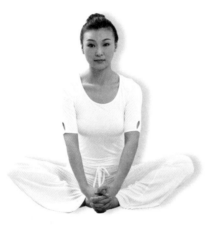

STEP 1： 束角坐姿，两脚掌相对并拢，双手食指交叉环抱脚尖。将双脚脚后跟尽量靠近会阴部位，挺胸收腹，放松肩膀，注意保持腰背挺直。

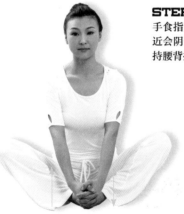

STEP 2： 均匀地呼吸，双膝如蝴蝶拍动翅膀一样向上、向下运动。向下运动时使双膝尽量靠近地面，感受大腿内侧韧带的伸展。

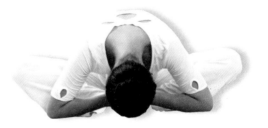

STEP 3： 呼气时，屈肘，上半身向前、向下舒展，收下巴，低头，尽可能让前额贴近地板。注意不要弯曲脊椎，保持自然的深呼吸，尽可能多坚持一会儿。

10.滋养生殖系统：仰卧束角式

仰卧束角式是一个放松的体式,在孕期和经期都可以经常练习。孕早期,因为孕妈妈要经常休息，在休息时不妨多练习仰卧束角式。

PLEASE FOLLOW ME

建议练习时间：早上7点、中午1点或睡前	
方便系数：★★★★★	
呼吸方式：腹式呼吸	
练习次数：4次	

功效：

- 滋养生殖系统。
- 放松身体，平和情绪，恢复体力。
- 增强膝关节的灵活性。

> **练习要诀：** 如果膝盖感到不适，可以在膝盖下放置瑜伽砖支撑；如果腰椎悬空离地，可以在腰背部垫上抱枕。

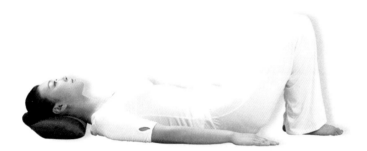

STEP 1: 仰卧，双腿伸直并拢，双手放于身体两侧，掌心贴地。吸气，向上曲膝，双脚脚后跟靠近臀部。

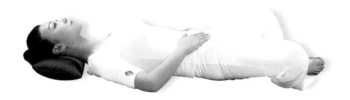

STEP 2: 缓缓地呼气，脚掌心自然相对，慢慢将双膝向两侧打开，尽可能使大腿和膝盖贴近地面。

八、我的体重管理记录

体重值（kg）

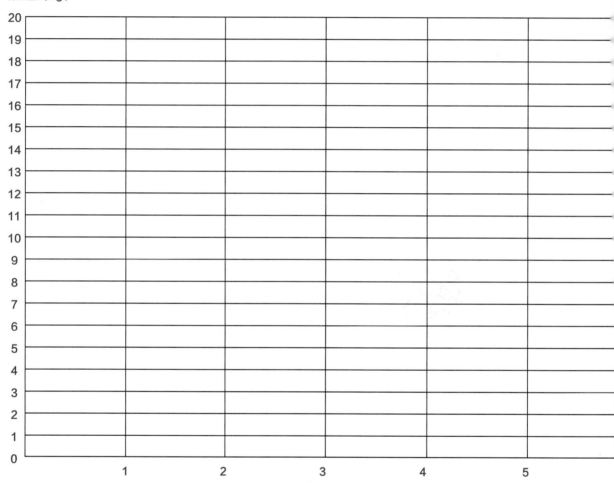

● BMI 在 18 以下，体重增加 1~2kg 为宜；

● BMI 在 18~24 之间，体重增加 2kg 左右为宜；

● BMI 在 24 以上，体重增加 1kg 左右为宜。

注：体重指数（BMI）= 孕前体重（kg）/ 身高的平方（m²）。

体重值（kg）

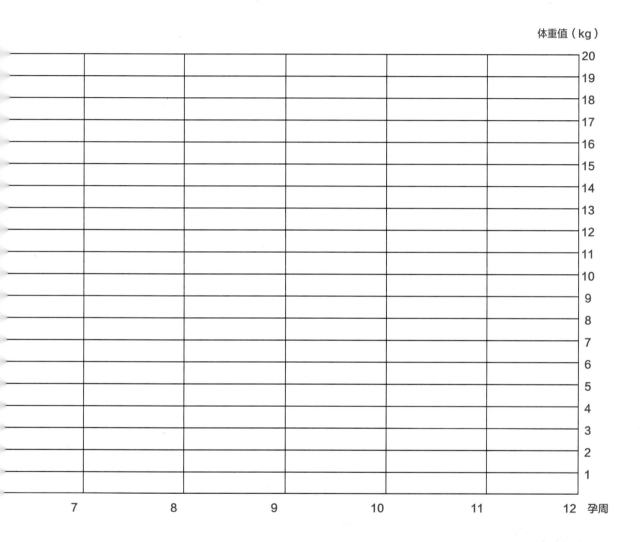

①横轴表示怀孕第1周到第12周的整个过程。孕早期增加的体重最好控制在2kg左右。

②纵轴表示增加的体重数（单位：kg）。

③对应着怀孕的周数和增长的重量，在图中标上黑点，并将它们连起来，形成一条曲线。如此便能了解怀孕期间的体重增长变化情况，并据此进行相应的调整。

九、张老师独家专栏：应对妊娠呕吐的开胃菜

孕早期的妊娠呕吐反应困扰着不少孕妈妈。其实，妊娠呕吐是激素分泌失调的症状，不必太担心。孕妈妈要尽可能选择自己喜欢的、清淡的、易消化吸收的食物。有时间的话，可以稍微花点心思，自己做点开胃菜，就能增进食欲，也能保证胎宝宝的正常营养所需。下面是我为害喜的孕妈妈推荐的开胃菜，希望能帮助各位孕妈妈改善在孕早期的不适，健康舒适地孕育宝贝。

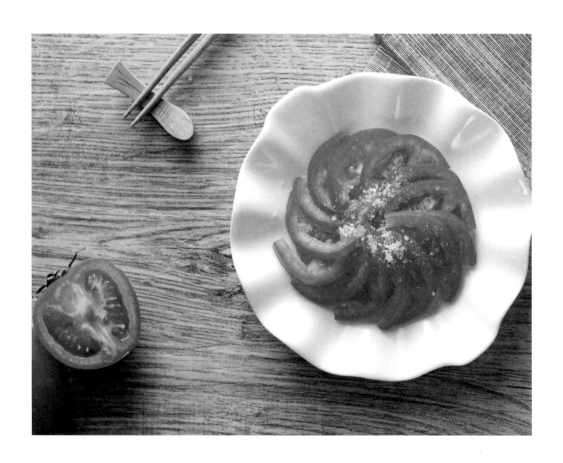

糖拌番茄

食材：
番茄2个，白糖适量。

做法：
1.番茄洗净，切片，摆盘。
2.撒上白糖，拌匀，用保鲜膜包裹10分钟即可食用。

营养功效：
富含维生素C，有益于维生素的摄取。

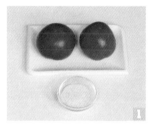
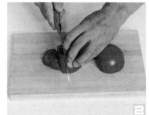
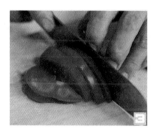
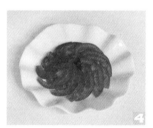
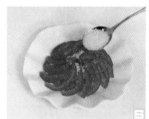
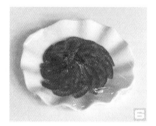

张老师私房话：
◎这道菜新鲜可口，制作简便，营养价值高，具有缓解早孕反应的功效，同时，也是减肥、促进肠道蠕动的好帮手。但要注意的是，番茄不宜空腹食用，也不要食用未熟或过熟的番茄。
◎现在很多番茄是大棚种植的，果筋比较多，不太好吃。选购时可观察番茄底部果蒂，如果圆圈较小，则说明筋少，水分多，果肉饱满，比较好吃，而底部圆圈大的番茄则筋多，不好吃。
◎开胃菜虽然好吃，但不能贪吃哦！

糖醋土豆丝

张老师私房话：

◎ 这道菜微酸微甜，营养
又美味，具有增强食欲、
开胃、缓解孕吐等功效，
是孕早期食欲不振时的最
佳选择。

◎ 早孕反应剧烈时，胃口不
好，也不要什么都不吃。家
人可以多做几样菜品，促进
孕妈妈的食欲。当然也不要
特吃猛吃，或者用不当的方
法抑制想吐的感觉。用正确
的方式饮食才能真正舒缓早
孕反应。

◎ 颜色浅黄、表皮光洁完
整、质地较为紧密的土豆比
较新鲜；发芽的、外表变绿
的、有黑色（斑）或者淤
青、已经腐坏的土豆，都含
有毒素，千万不要吃。

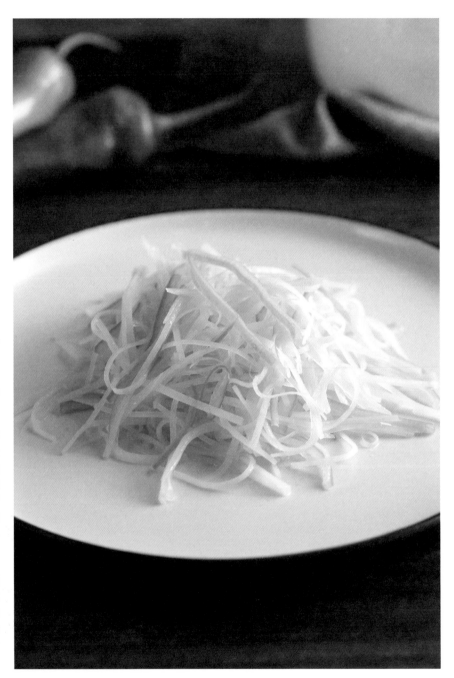

食材：

土豆2个，尖椒2个，花椒少量，盐3g，醋30ml，白糖30g，食用油少量。

做法：

1.土豆去皮切丝，放入水中浸泡，捞出沥干水分；尖椒洗净去籽，切细丝备用。

2.净锅烧热加入适量的食用油，放入花椒，炸出香味时捞出。

3.倒入土豆丝翻炒一下，然后加入适量的盐、醋及白糖继续翻炒，翻炒1分钟左右，放入尖椒丝，翻炒均匀即可。

营养功效：

营养丰富，提高身体免疫力，预防便秘。

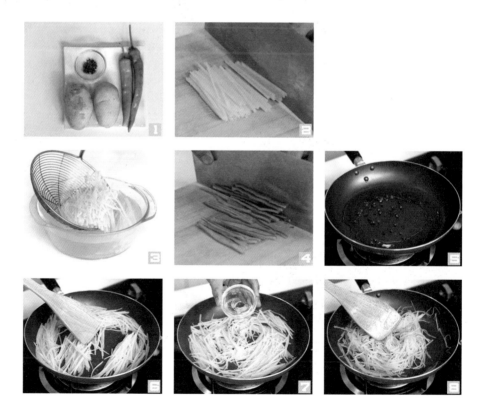

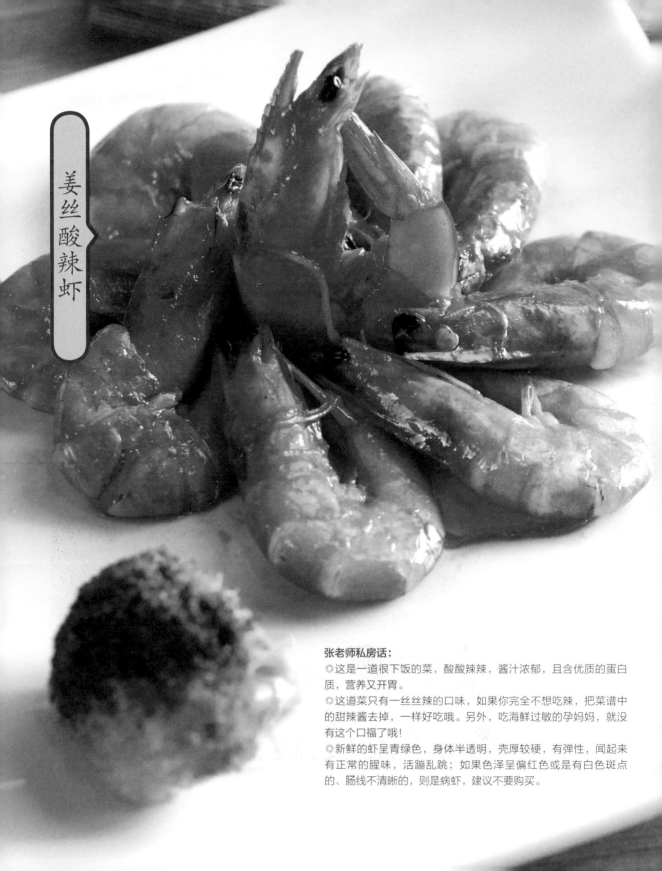

姜丝酸辣虾

张老师私房话：

◎这是一道很下饭的菜，酸酸辣辣，酱汁浓郁，且含优质的蛋白质，营养又开胃。

◎这道菜只有一丝丝辣的口味，如果你完全不想吃辣，把菜谱中的甜辣酱去掉，一样好吃哦。另外，吃海鲜过敏的孕妈妈，就没有这个口福了哦！

◎新鲜的虾呈青绿色，身体半透明，壳厚较硬，有弹性，闻起来有正常的腥味，活蹦乱跳；如果色泽呈偏红色或是有白色斑点的、肠线不清晰的，则是病虾，建议不要购买。

食材：

鲜虾400g，姜1块，番茄酱、甜辣酱各15g，生抽、白醋各30ml，盐、白糖各3g，食用油适量。

做法：

1.鲜虾洗干净后，剪去虾须和虾枪（虾头尖尖的地方），沥干待用；姜去皮切丝。

2.锅烧热，倒入油，待油四成热时放入姜丝炒香。

3.放入鲜虾，翻炒1分钟后，倒入番茄酱和甜辣酱，炒匀；再倒入清水、生抽、白醋、盐和白糖炒匀，调小火，盖上锅盖焖3分钟即可。

营养功效：

含丰富的钾、碘、维生素等，可增强免疫力。

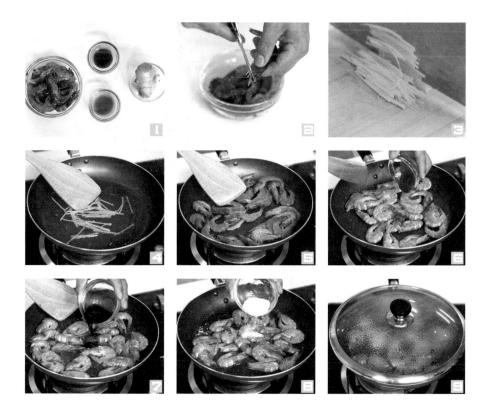

糖醋汁蔬菜沙拉

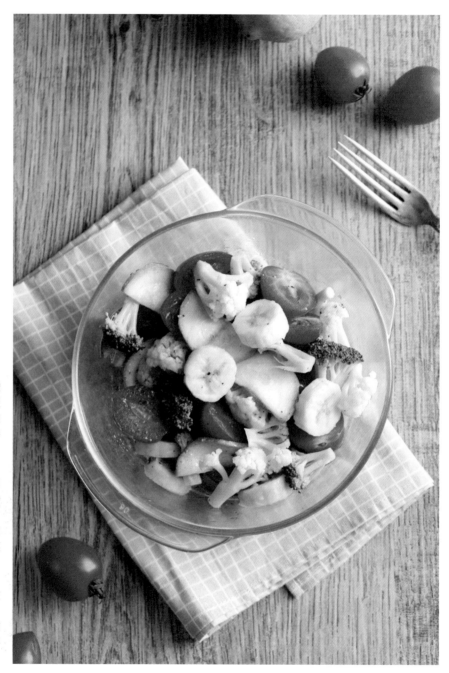

张老师私房话：

◎这道沙拉清淡爽口，酸酸的味道对孕期的不良反应有缓解作用。另外，如果把醋换成柠檬汁，果香更能增进食欲。

◎好的花菜呈白色、乳白色或微黄，但是颜色黄一点的比白色的口感要好；不能买颜色发深，或者有黑斑的花菜，这样的花菜不新鲜。

◎西蓝花不要选择表面发黄的，碧绿色的才新鲜。最好选花蕾表面紧密结实、无缝隙、无凹凸不平的西蓝花。

食材：

花菜、西蓝花各适量，香蕉、西葫芦1个，圣女果6个，柠檬1个，盐5g，白糖3g，白醋5ml，橄榄油30 ml，黑胡椒碎1g。

做法：

1.各色菜花切掉根部，掰成小朵；西葫芦洗干净后切薄片；圣女果洗净，对半切开；柠檬切成4瓣；香蕉切成圆片。

2.锅中注水烧开，放入切开的柠檬，然后放入花菜焯1分钟，断生后捞出，再放入西蓝花焯1分钟后捞出，然后把这两种菜花浸泡在冰水中。

3.在切好的西葫芦片中撒入一点盐，腌2分钟。

4.把冰好的两种菜花捞出沥干水，和腌好的西葫芦片、切好的圣女果、香蕉片放入一个大碗中，淋入用盐、白糖、白醋、橄榄油、黑胡椒碎调好的料汁，拌匀即可。

营养功效：
味道鲜美，具有生津止渴、增进食欲的功效。

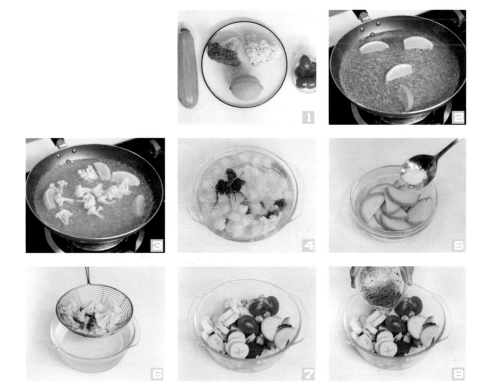

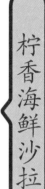

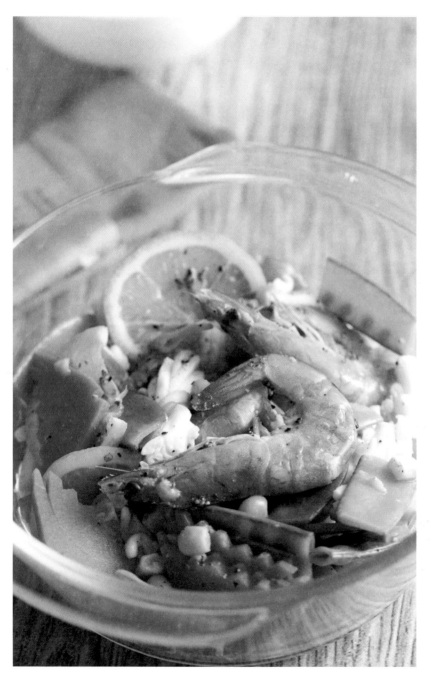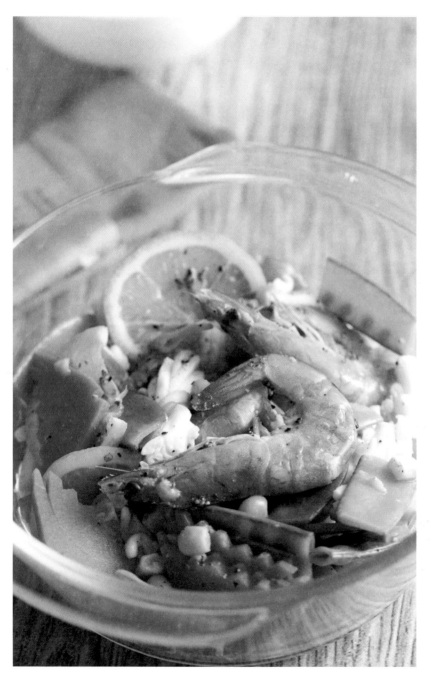

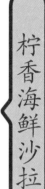

柠香海鲜沙拉

张老师私房话：

◎用橙子、橘子、柠檬、柚子等水果来入菜，既能有效地去腥，也能增加食欲。清淡不油腻的菜式，非常适合妊娠反应剧烈的时期食用。

◎在焯烫海鲜时，柠檬片除了去腥，还有给海鲜提香的作用。你也可以根据自己的口味，添加其他的蔬菜或海鲜。

◎柠檬要选果皮光滑，没有裂痕、没有虫眼、颜色均匀亮堂、饱满的。

◎好的鱿鱼一般体形完整坚实，鱼体表面略现白霜，鱼肉肥厚，半透明，背部不红。

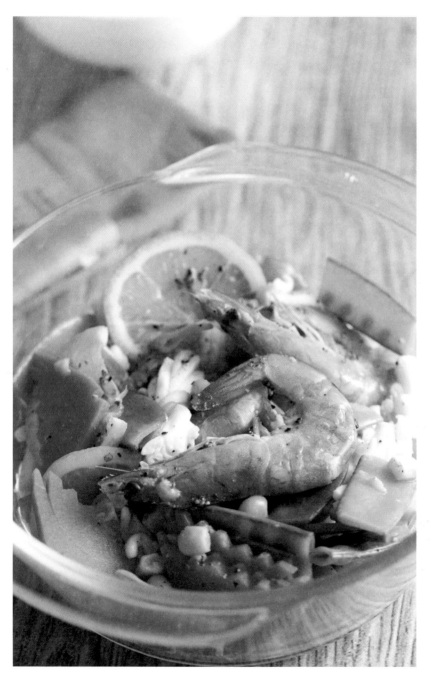

食材：

柠檬半个，橙子2个，鲜虾6只，鱿鱼1条，胡萝卜半根，荷兰豆20根，青葱1根，熟玉米粒1小把，姜5片，海盐3g，黑胡椒3g，芥末5g。

做法：

1. 荷兰豆摘去筋洗净后，切成小块；胡萝卜去皮切片，根据自己的喜好在胡萝卜上刻出漂亮的花型；鲜虾用牙签去除沙线；鱿鱼切成三角片；柠檬切成片。

2. 锅中倒入清水，大火煮开后，先放入胡萝卜焯烫1分钟，再放入荷兰豆焯烫半分钟，一起捞出过冷水，沥干后备用。

3. 焯烫蔬菜的锅中放入青葱、姜片和2片柠檬片，煮1分钟后，放入鲜虾焯烫1分钟，再放入鱿鱼焯烫15秒钟后一起捞出，过冷水沥干。

4. 将橙子对半切开，然后挖出橙肉切好备用，橙碗保留当容器用。

5. 把焯烫好的蔬菜和海鲜放入大碗中，放入3片柠檬片、熟玉米粒和切好的橙子。

6. 放入海盐、黑胡椒、芥末，最后淋入柠檬汁，搅拌均匀即可。

营养功效：

　　富含蛋白质、维生素等，脂肪含量极低。

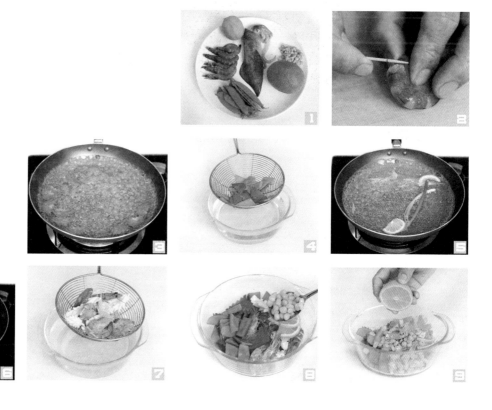

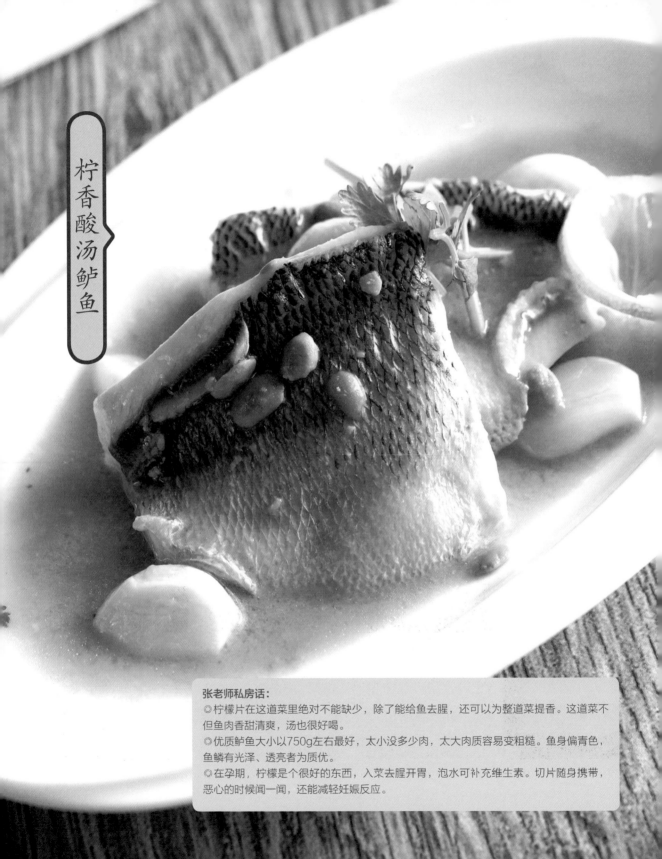

柠香酸汤鲈鱼

张老师私房话：
◎柠檬片在这道菜里绝对不能缺少，除了能给鱼去腥，还可以为整道菜提香。这道菜不但鱼肉香甜清爽，汤也很好喝。
◎优质鲈鱼大小以750g左右最好，太小没多少肉，太大肉质容易变粗糙。鱼身偏青色，鱼鳞有光泽、透亮者为质优。
◎在孕期，柠檬是个很好的东西，入菜去腥开胃，泡水可补充维生素。切片随身携带，恶心的时候闻一闻，还能减轻妊娠反应。

食材：

柠檬1个，鲈鱼1条，普宁豆酱45g，姜适量，大蒜6瓣，香菜4根，盐5g，白糖3g，食用油适量。

做法：

1.柠檬对半切开，一半切片，剩余的榨汁备用；姜去皮切片；大蒜去皮，用刀轻拍；香菜洗净后，切成6cm的段。

2.将鲈鱼去鳞去内脏，清洗干净后去头尾，再对半切开，撒一点盐和柠檬汁腌渍一会儿去腥。

3.锅烧热，倒入油，放入姜片、大蒜和香菜根煸香后，倒入热水，然后放入普宁豆酱，煮开后，放入柠檬片煮3分钟。

4.放入鲈鱼片，煮2分钟后关火，再放入香菜叶、盐和白糖调味即可。

营养功效：

健脾胃、补肝肾，热量低，既营养又瘦身。

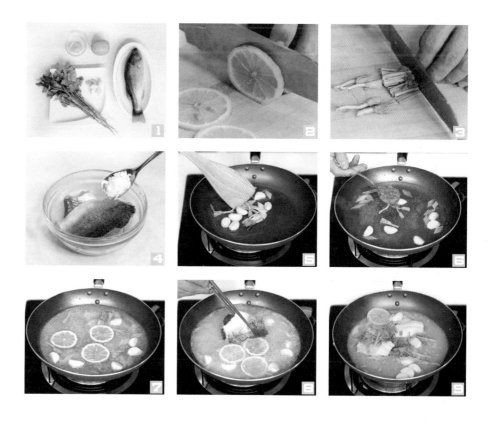

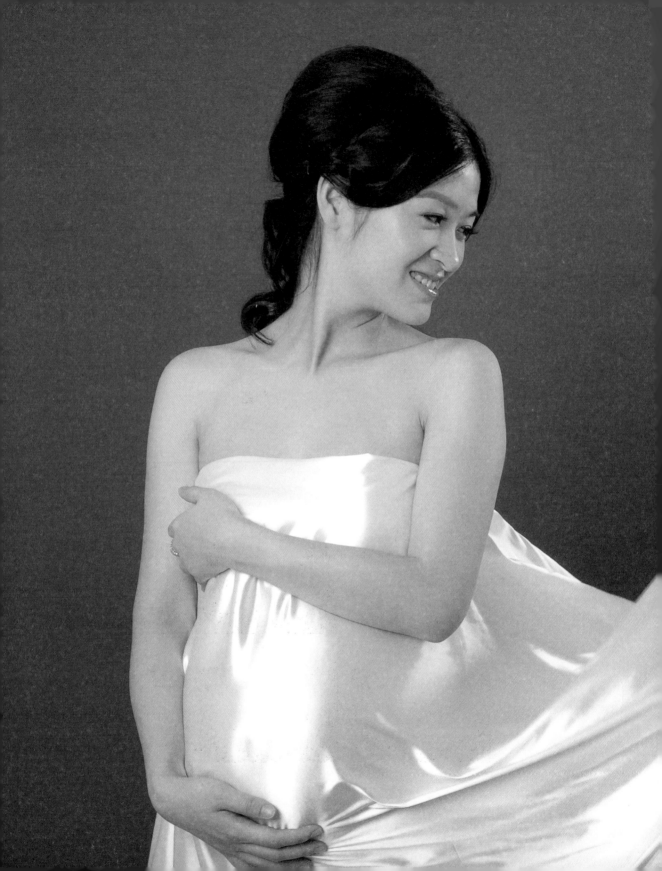

PART 04

孕中期（13~27周）：
缺什么，补什么；
缺多少，补多少

腹部一天天显山露水，终于能骄傲宣布"我是个孕妇"了！
让人疲惫的孕吐也终于过去，真想肆无忌惮地大吃特吃！

胎宝宝一天天长大，孕妈妈的确要多摄取蛋白质、植物
性脂肪、钙、维生素等。

但也要控制食物种类和数量，体重增长 4kg 就够了哦！

一、胎宝宝的发育

嗳？肚子什么时候"长"起来了呢？肚皮时不时地会鼓起来，还能摸到宝宝的小手小脚……宝宝无声无息地长大，终于以最直接的方式宣告他的存在了！这是多么令人兴奋、令人期待的事情啊！

▶孕4月

第4个月时，胎宝宝长到了16cm，体重约80g。胎宝宝的脸部具备了完整的形态，而且肌肉和骨骼也更加坚固了。第14周时，就可以区分出胎宝宝的性别了。这时，胎宝宝开始对声音有反应了，妈妈可以放些悦耳、舒缓的音乐给胎宝宝听。

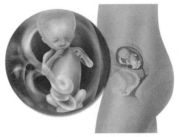

●● 第13周 胎宝宝看上去更像一个漂亮娃娃了。

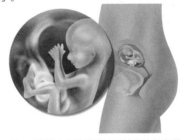

●● 第15周 胎宝宝的头顶上开始长出细细的头发，眉毛也长出来了。

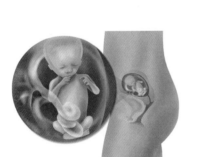

●● 第17周 胎宝宝已有一只梨子那么大。

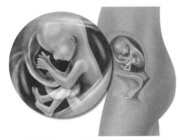

●● 第19周 胎宝宝会踢腿、屈身、伸腰、滚动以及吸吮大拇指了。

▶孕5月

第5个月，胎宝宝身长25cm左右，体重约300g。皮肤由透明的深红色变成不太透明的红色，已经长出皮下脂肪，头上还长出了少量头发，骨骼、牙齿、五官和四肢也开始成形了。胎宝宝的味觉开始进一步发育，能尝出一些味道了。心脏的运动变得活跃，已经能听到心跳声了。孕妈妈可以多补充钙，多吃一些有利于胎宝宝大脑发育的食物。

▶孕6月

到了第 6 个月，胎宝宝长到 30cm 左右，体重迅速增加至 700g，形态已接近新生儿。皮肤出现皱纹，皮下脂肪开始沉积。消化器官功能很发达，骨骼也完全长成了。此时，胎宝宝已经会皱眉、眯眼、打嗝，有时候会吞咽羊水，再通过排尿将羊水排回羊膜腔中。

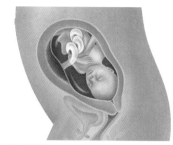

●● 第21周 胎宝宝的身上覆盖了一层白色胎脂。

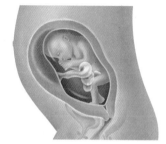

●● 第23周 胎宝宝的眉毛和眼睫毛已清晰可见。

▶孕7月

第 7 个月，胎宝宝的身长约 37cm，体重 1000g 左右。皮肤呈粉红色，仍然有皱纹。如果是女孩，那么阴唇已发育；如果是男孩，那么睾丸开始下垂。视网膜层已经完全形成，能够区分黑暗和光亮了。

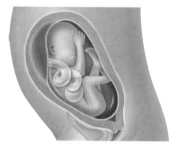

●● 第25周 胎宝宝的身体在妈妈的子宫中已经占据了相当多的空间。

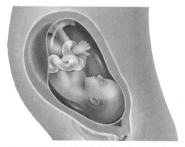

●● 第27周 胎宝宝的头上长出了短短的胎发。

二、孕妈妈身体的变化

肚皮越来越大了，圆滚滚的，显得"孕"味十足。晚上翻身不那么顺畅了，走路也不那么利索了。胎动的时候，已经从刚开始的惊喜万分到熟悉地跟宝宝互动了……想到不久之后就能见到宝贝，孕妈妈还真是激动呢。

▶孕4月

这个月胎盘已完全形成，随着子宫的变大，孕妈妈的腹部已经开始显形，但肚子还未太沉重，活动依旧很方便。孕妈妈会明显感觉到乳房增大，白带以及尿频现象依然存在。这个时期通常是孕妈妈感到最愉悦和舒适的时期：妊娠反应已经没有了，激素的水平也达到了平衡，孕妈妈的精神和身体状态都稳定下来。

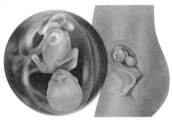

●● 第14周 胎宝宝的手指和脚趾完全成形。

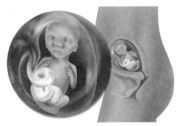

●● 第16周 现在胎宝宝开始学会轻轻地打嗝了，这是呼吸的先兆。

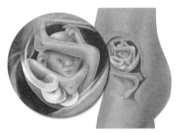

●● 第18周 胎宝宝原来偏向两侧的眼睛开始向前集中。

▶孕5月

第5个月，子宫的增大使孕妈妈的下腹愈发隆起，子宫底的高度与肚脐齐平。孕妈妈的乳房、臀部增大且变得丰满，皮下脂肪增厚，体重因大量摄取食物而增加。孕妈妈面部、乳晕、外阴部的色素继续沉积。这个月，孕妈妈能够更加清晰地感觉到胎动，但不要紧张，因为孕妈妈过度紧张有可能导致胎儿早产。

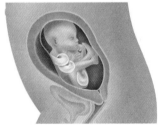

●● 第20周 胎宝宝开始对光线有感应，能隐约感觉到孕妈妈腹壁外的亮光。

▶孕6月

第6个月，孕妈妈的腹部明显增大，子宫底的高度在耻骨联合上方18～20cm处。由于子宫压迫下腔静脉，使盆腔及下肢血管内的血液淤积，很可能造成孕妈妈腿部水肿，也可能引起下肢静脉曲张。这个阶段，孕妈妈几乎将自己全部的情感和精力都投入在胎宝宝身上。为了使丈夫不产生被疏远、被忽视的感觉，孕妈妈也不要忘记关注另一半。

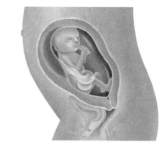

●● 第22周 胎宝宝的眉毛和眼睑开始发育。

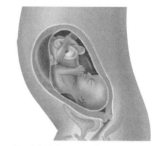

●● 第24周 胎宝宝的呼吸系统正在发育。

▶孕7月

第7个月，子宫增大使子宫底的高度可以达到肚脐上方三横指的位置，从耻骨联合上缘测量其高度（宫高），为21~24cm，胎动频繁。这个月大约有70%的孕妈妈腹部、臀部、大腿、乳房部位会出现妊娠纹。有些孕妈妈因子宫增大，直肠、肛门受压而发生痔疮；有些孕妈妈因便秘排便太用力或排便时间过久，导致肛门周围的静脉充血、肿胀而形成痔疮。孕妈妈不用过于紧张，这种现象在分娩后会自然消失。

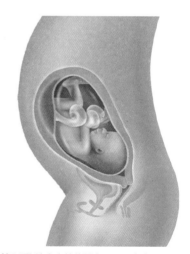

●● 第26周 胎宝宝的体重在1000g左右。

三、孕中期饮食全攻略

孕中期，孕妈妈妊娠反应逐渐消失，那些因为吃不下东西而担心胎宝宝营养不足的日子终于过去了！胃口好了，是不是就可以随心所欲地敞开肚皮吃了呢？其实，吃好比吃饱更重要。孕妈妈要根据自己的情况，合理饮食，既保证营养的均衡摄入，也要注意预防孕期肥胖。

1.孕中期所需营养特点

孕中期，胎宝宝生长速度明显加快，各器官系统基本发育完成，功能逐渐成熟完善，此时需要更多的营养物质才能保障其正常生长，尤其是对蛋白质、DHA、钙、铁、维生素C等营养素的需要量大增。同时，母体子宫、胎盘、乳房等也逐渐增大，再加上早孕反应导致的营养摄入不足也要在孕中期补充，所以，对钙、铁、维生素、蛋白质的需求也较多。因此孕妈妈必须加强饮食营养摄入，使体重有所增长，但体重增长应控制在4kg左右。

表4-1 孕中期所需营养素

铁	膳食纤维	维生素C	牛磺酸	维生素B$_{12}$	维生素D	DHA	卵磷脂
35mg/天	20~30g/天	130mg/天	20mg/天	2.6μg/天	10μg/天	300mg/天	500mg/天

2.孕中期饮食原则

孕中期，胎宝宝生长速度开始加快，此时需要增加热量供应，而热量主要从孕妈妈的主食中摄取，如米和面，再搭配吃一些五谷杂粮，如小米、玉米面、燕麦等。

此时孕妈妈进食量也明显增加。为此，餐单还是按一日五餐设计，包括三次正餐两次加餐。这样既能补充营养，也可缓解因吃得太多而胃胀的感觉。红枣、板栗、花生和瓜子都是很好的加餐食物，可以换着吃，满足口味变化的需要。

虽然此时孕妈妈胃口大开，但饮食上也不能过于放纵，不要因为有胃口就大吃大喝。一般来说，孕妈妈的体重增长以每周增长 0.3~0.5kg 比较适宜。

3.孕中期每日饮食安排

孕中期，孕妈妈要根据自己的体力活动及体重增长的情况，选择大致合理的日常摄取量。值得注意的是，体力活动较少、身材较矮的孕妈妈，主食（谷类、薯类及杂豆类）可以少于 350g/ 天，但其他食物应尽量保证。

表4-2 每天大致进食量

谷类、薯类及杂豆类	350~450g
蔬菜	300~500g
鱼、禽、蛋、肉	合计200~250g
奶制品	250~500g
水果	200~400g
大豆及坚果	60g
食用油	20~25ml
盐	6g

● 根据个人口味采取相应的替代方案

有些孕妈妈可能会挑食，比如不爱吃蔬菜或者不爱吃蛋类等，这时要想办法采取相应的替代方案以保证营养均衡。

不爱吃蔬菜的孕妈妈饮食替代方案

蔬菜中含有多种人体必需的营养物质，不爱吃蔬菜的孕妈妈可能会缺乏各种维生素、膳食纤维以及微量元素。建议这类孕妈妈在日常饮食中适当增加以下食物的摄入量，以补充易缺乏的营养。

日常饮食中多吃富含维生素 C 的食物：蔬菜富含维生素 C，不爱吃蔬菜的孕妈妈可在两餐之间多吃一些富含维生素 C 的水果，如橙子、草莓、猕猴桃等，也可以榨成新鲜的果汁饮用。

早餐增加一份燕麦：燕麦富含铁、B 族维生素及膳食纤维，可以将其加在早餐的牛奶里一起搭配食用。此外，也可以吃些全谷物及坚果。

不爱吃蛋的孕妈妈饮食替代方案

蛋类，比如鸡蛋、鸭蛋、鹅蛋、鸽子蛋、鹌鹑蛋等，都是优质蛋白质（氨基酸组合良好）的来源，其利用率很高。不爱吃蛋的孕妈妈可能会缺乏以上营养元素。因此，在日常饮食中尤其要注意补充这类易缺乏的营养素。

不喜欢吃蛋或对鸡蛋过敏的孕妈妈，可以吃些蛋白质粉或增加其他高蛋白的摄入，比如牛肉、鱼肉、虾肉等。

● 调理饮食，控制体重

一般来讲，如果孕妈妈孕期体重增长过多，就提示孕妈妈肥胖和胎宝宝生长过速（水肿等异常情况除外）；如果体重增长过少，胎宝宝则可能发育不良。

因此妊娠期一定要合理膳食，平衡营养，不可暴饮暴食，防止肥胖。已经肥胖的孕妈妈，不能通过药物来减肥，可通过饮食调节来控制体重。

肥胖孕妈妈饮食要注意下面几点：

养成良好的饮食习惯：肥胖孕妈妈要注意规律饮食，按时进餐。不要选择饼干、糖果、瓜子仁、油炸薯片等热量高的食物作零食。睡前不宜进餐。

控制进食量和进食种类：主要控制糖类食物和脂肪含量高的食物，米饭、面食等主食均不宜超过每日标准供给量。少吃油炸食物、坚果、植物种子类的食物，这类食物脂肪含量也较高。

多吃蔬菜和水果：主食和脂肪进食量减少后，往往饥饿感会较强烈，孕妈妈可多吃蔬菜和水果。但注意要选择含糖分少的水果，这样既可缓解饥饿感，又可增加维生素和微量元素的摄入。

四、孕中期生活提醒

孕中期对于绝大多数孕妈妈来说都是相对平和的一个月,一方面妊娠反应已经过去,另一方面隆起的腹部还未影响行动,因此可以好好享受这个难得的平静期。但孕期总是甜蜜中带着一丝烦恼。虽然孕妈妈不必再为胃口而担忧,甚至胃口大开,体重开始增加,但千万不要无所节制地胡乱饮食。如果不加注意,造成过度肥胖,会大大增加患妊娠期糖尿病和妊娠期高血压疾病的概率。

1.平衡饮食,预防肥胖

虽然此时孕妈妈正处于胃口大开的阶段,但饮食上也不能过于放纵,尤其应注意从营养出发,在三餐的"质"上下工夫,保证各种营养素的平衡摄取。在饮食方面,最好按以下的要求来做:

- 少食多餐,避免暴饮暴食,更不必为了孩子采取所谓的饭量"1+1"方案。
- 每日各种营养素的供给要均衡,保持适当的比例,既不要过多,也不可过少。
- 不能挑食和偏食,食物要多样化,否则容易造成母婴营养不良。
- 增加蔬菜、水果的摄入量,可以预防便秘的发生。
- 吃饭时要细嚼慢咽,有利于营养物质的吸收,还能有效控制食量。

2.坚持"四少"原则

准爸爸在给孕妈妈准备饮食时,一定要坚持"四少"原则,即少盐、少油、少糖、少辛辣刺激。

少盐:菜和汤中少放盐和酱油,同时少吃腌制品,每日用盐量不要超过 6g。

少油:烹调食物时多用油会令食物不易消化,使孕妈妈产生腹胀或便秘等问题,所以每日烹调用油不要超过 20g。

少糖:孕妈妈的饮食中不宜多加糖,否则容易引发妊娠糖尿病,及引起龋齿等牙齿损伤。

少辛辣刺激：红干椒、芥末等辛辣刺激性调味料尽量少用，它们容易刺激肠胃，引起腹泻等肠胃不适症状。

3.热量摄取因人而异

一般来说，孕中期的孕妈妈每日热量需求量要比孕早期增加 200 千卡（1 千卡=4.184 千焦），但每位孕妈妈的热量需求是因人而异的。

一是因为每位孕妈妈的生活状况不一样，如有的妈妈在家全天待产，不怎么运动，而有的妈妈依然每天参加工作，做一定量的运动；二是由于每位孕妈妈体重增长的状况也不一样，热量的摄取应根据自身体重的增长状况来进行，而非盲目地遵循专家或者相关书籍上给的数据。一般来说，孕妈妈的体重增长速度以每周增长 0.3~0.5kg 比较适宜，低于 0.3kg 或者高于 0.5kg 者，就要适当调整热量的摄取量。

4.忌大量食用高脂肪食物

孕妈妈不宜大量食用高脂肪食物。这是因为在妊娠期，孕妈妈肠道吸收脂肪的功能有所增强，血脂相应升高，体内脂肪堆积也有所增多。但是，妊娠期能量消耗较多，而糖的储备减少，这对分解脂肪不利，会因氧化不足产生酮体，容易引发酮血症，出现尿中酮体、严重脱水、唇红、头昏、恶心、呕吐等症状。如果孕妈妈长期大量食用高脂肪食物，还会增加患生殖系统肿瘤的风险。同时，高脂肪食物可促进催乳激素的合成，容易诱发乳腺癌，对母婴健康十分不利。

5.忌喝长时间熬煮的骨头汤

动物骨骼中所含的钙元素是不易被分解的，不论多高的温度，也不能将骨骼内的钙元素溶化，而骨头中的蛋白质却很容易被分解；并且熬汤的时间越长，汤中脂肪含量也越高，导致嘌呤也高，会增加患痛风的风险。因此，熬骨头汤的时间过长不但无益，反而有害。

骨头汤的正确煮法是用压力锅熬至骨头酥软即可。这样，汤中维生素等营养成分的损失可以减少，骨髓中所含磷等矿物质也可以被人体吸收。

6.吃东西忌狼吞虎咽

吃东西时狼吞虎咽，食物未经充分咀嚼就进入胃肠道，与消化液接触的面积会大大缩小，相当一部分营养成分无法被吸收，这就降低了食物的营养价值；同时，狼吞虎咽也会使消化液分泌减少，使食物不易被消化。慢慢咀嚼食物引起的胃液分泌，比食物直接刺激胃肠引起的胃液分泌要多，且含酶量更高，持续时间更长，对人体摄取食物营养更为有利。

另外，未经充分咀嚼的食物还会加大胃的负担、损伤消化道黏膜，易诱发肠胃病。同时，狼吞虎咽极容易导致饭量大增，从而引发肥胖症。

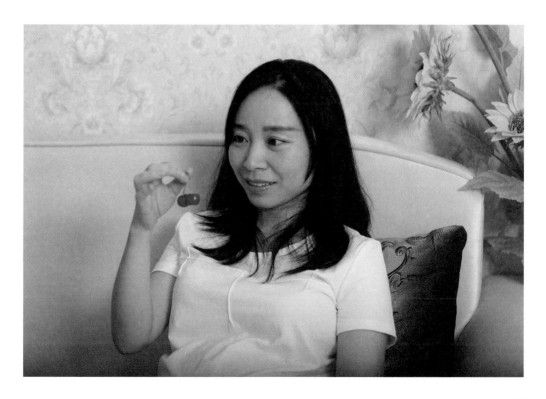

五、产检项目提示

孕中期胎宝宝生长速度非常快，正是排除胎宝宝畸形的重要时段，也是糖尿病筛查的必要阶段。因此孕中期产检非常重要，频率一般是四周检查一次。为了妈妈和宝宝的健康，孕妈妈一定要积极做检查。

表4-3 孕中期产检时间和项目一览表

产检时间	重点检查项目	备注
15~20周 第二次正式产检	唐氏综合征筛查，如唐筛高危，需要做羊水穿刺；做各项基本检查	排查畸形
21~24周 第三次正式产检	B超大排畸	排查畸形
24~28周 第四次正式产检	妊娠糖尿病筛查	喝糖水，检测血糖

15~20周第二次正式产检：唐氏综合征筛查

1. 唐氏综合征筛检。

2. 唐筛若没过，或35岁以上的高龄孕妈妈建议施行羊膜腔穿刺。

3. 基本检查，包括称体重、量血压、验尿常规、问诊及听宝宝的胎心音等。

温馨提示：

孕妈妈在孕期20周做超声波检查，主要看胎宝宝外观发育上是否有较大问题。医生会仔细测量胎宝宝的头围、腹围、大腿骨长度及检视头颅、心脏、胃泡、肾脏、口唇、四肢、脊柱是否有先天性异常。一般来说，首次胎动出现在16～20周，最晚出现在孕6月的时候。

21~24周第三次正式产检: B超大排畸

1. 详细超声波检查, 可检测胎宝宝的发育、排除四肢畸形等。

2. 基本检查, 包括称体重、量血压、验尿常规、问诊、量宫高及听胎宝宝的胎心音等。

24~28周第四次正式产检: 妊娠糖尿病筛查

妊娠糖尿病筛查: 大部分妊娠糖尿病的筛查, 是在孕期第 24 周做。

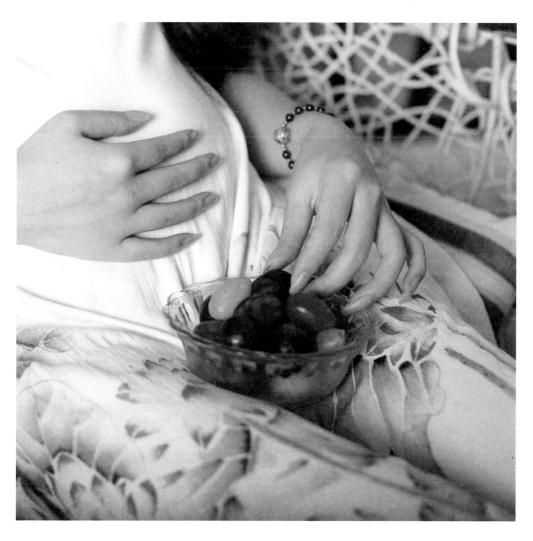

六、孕中期：专业营养师推荐3天餐单

孕中期，因为胎宝宝成长需要更多的营养，同时母体子宫、胎盘、乳房等也逐渐增大，对营养的需求也增多，每日热量需求量要比孕早期增加200千卡（1千卡=4.184千焦）。所以，孕中期一天的总热量建议为1800千卡。

此时孕妈妈体重会迅速增长，但最好控制在4kg左右。因此，这一时期孕妈妈要经常检测体重，如果体重增长过快就要在饮食上加以调整，并适当控制高脂高糖食物的摄入量，以减少热量摄入。

第一天

进餐	餐单	热量
早餐	全麦面包1片（89千卡） 豆腐包菜300g（126千卡） 马蹄蔬菜汤300ml（108千卡） 煮鸡蛋1个（70千卡）	393千卡
午餐	番茄炖牛肉300g（176千卡） 清炒绿豆芽300g（78千卡） 蒸三文鱼300g（336千卡） 米饭1碗（116千卡）	706千卡
加餐	橙子1个	50千卡
晚餐	南瓜大米粥300ml（144千卡） 芝麻拌菠菜300g（177千卡） 芦笋炒牛柳200g（194千卡）	515千卡
加餐	牛奶150g	80千卡

豆腐包菜

食材：

包菜100g，豆腐100g，红椒圈少许，葱适量，盐、食用油各适量。

做法：

1.包菜切好，豆腐切小块，葱切丝。

2.热油锅中加葱丝爆炒，再加包菜翻炒一会儿，放豆腐块、盐，一起翻炒至熟即可。可加红椒圈做点缀。

营养功效：

本品热量低，易于消化吸收，富含蛋白质和膳食纤维，有助于通便排毒。

每100g热量
42千卡
建议食量
300g

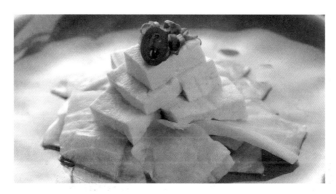

食材选购指南：

建议挑选外表光滑，没有伤痕印记、虫洞的包菜。喜欢吃叶子的可挑绿色较多的，喜欢吃菜帮的可挑选白色部分较多的。

马蹄蔬菜汤

食材：

马蹄、南瓜各100g，番茄、大白菜各50g，盐、食用油各适量。

做法：

1.番茄、大白菜切小块；南瓜去皮切片；马蹄切去蒂，切片。

2.锅中注水烧开，放食用油、盐，倒入马蹄、南瓜、大白菜、番茄拌匀。

3.盖上盖，用中火煮4分钟，至食材熟透，汤汁入味；关火后将煮好的汤料盛出即可。

营养功效：

本品能提高免疫功能，促进新陈代谢。

每100g热量
36千卡
建议食量
300ml

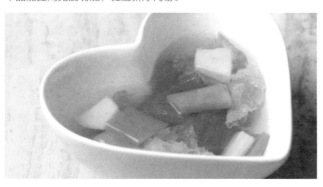

食材选购指南：

马蹄也叫荸荠，要选表皮颜色红一点、个头大一点的，这样的马蹄口感较好。

番茄炖牛肉

食材：

瘦牛肉100g，番茄50g，葱段、姜片各适量，料酒少许，番茄酱、白糖、盐各适量。

做法：

1.将番茄洗净，切块；瘦牛肉洗净，切片；在锅中放入葱段、姜片、少许料酒，大火炖20分钟，将汤水倒出放好，备做牛肉汤用。

2.用葱段爆锅，放入番茄块、番茄酱、白糖，一起翻炒。

3.炒好之后，放入牛肉翻炒，然后倒入牛肉汤，炖煮。

4.30分钟后，放入盐，调味之后就可出锅了。

营养功效：

本品味道鲜美，含丰富蛋白质且脂肪含量低，能提高机体抗病能力，强筋壮骨。

每100g热量
92千卡
建议食量
300g

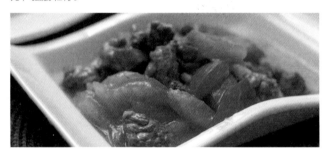

食材选购指南：

　　嫩牛肉肉色浅红，肉质坚而细，富有弹性；老牛肉则肉色深红，肉质较粗。

清炒绿豆芽

食材：

绿豆芽150g，葱花适量，盐、食用油各少许。

做法：

1.将绿豆芽浸泡3分钟，捞起，凉干备用。

2.锅内热油，待油热时放绿豆芽入锅，不停地翻炒；炒至七八成熟时，放入盐、葱花，最后再翻炒几下即可装盘。

营养功效：

本品含有丰富的膳食纤维，且热量低，可促进肠道蠕动，预防便秘，排毒瘦身。

每100g热量
26千卡
建议食量
300g

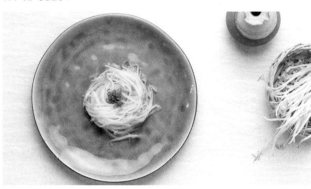

食材选购指南：

　　绿豆芽要选自然培育的，芽身挺直稍细，芽脚不软，脆嫩，光泽白；而用化肥浸泡过的豆芽芽秆粗壮，色泽灰白。

粉丝拌菠菜

食材:

菠菜130g，粉丝20g，胡萝卜丝少许，芝麻酱少许，生抽、麻油各1大勺，盐少许，醋半大勺。

做法:

1.菠菜焯水后取出过凉水；粉丝煮熟，过凉水。

2.二者混合后，加入芝麻酱、生抽、盐、醋、麻油，混合拌匀即可。可加胡萝卜丝做点缀。

营养功效:

本品爽口宜人，营养丰富，可通肠导便，促进新陈代谢，减少皱纹及色素斑。

每100g热量
66千卡
建议食量
150g

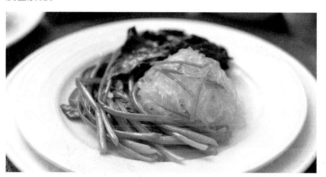

食材选购指南:

好的粉丝一般没什么光泽，不会很透明，也不会很白，柔韧性和弹性都很好，一般很难折断，如果一折就断的粉丝就不是好粉丝。

田园时蔬粥

食材:

花菜半个，香菇2朵，胡萝卜半根，大米200g，盐少许。

做法:

1.花菜洗净焯水，捞出掰成小朵；香菇洗净去蒂；胡萝卜洗净切丁；大米洗净浸泡1小时。

2.大米加清水煮开，加香菇、胡萝卜丁，煮开后小火熬煮至黏稠。

3.放入花菜、盐，中火煮开后即可食用。

营养功效:

本品含有较多的维生素A 、B 族维生素、维生素C 。

每100g热量
50千卡
建议食量
200ml

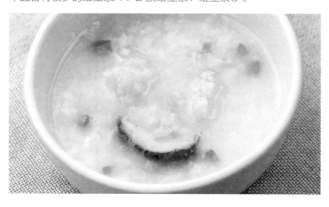

食材选购指南:

买花菜主要看花球周边，没有散开的比较好。

挑选胡萝卜时要挑外表光滑，没有伤痕、裂口、虫眼的。

三丝炒里脊

食材：

杏鲍菇50g，彩椒20g，里脊肉80g，姜丝少许，盐、白糖、料酒、食用油、胡椒粉各适量。

做法：

1.里脊肉洗净切条，用盐、白糖、料酒拌好入味，杏鲍菇、彩椒切丝备用。

2.把杏鲍菇、彩椒用开水焯八分熟，捞出。

3.锅里热油，放姜丝爆香，放下肉丝，加料酒，煸炒至转色。

4.放下杏鲍菇、彩椒丝煸炒2分钟左右，加一点水，焖一下。

5.放盐、胡椒粉调味即可。

营养功效：

本品可补肾养血、滋阴润燥。

每100g热量
116千卡
建议食量
200g

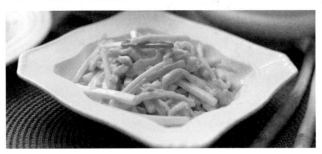

食材选购指南：

里脊肉要选色泽红润、肉质透明、质地紧密、富有弹性的，新鲜的里脊肉用手按后能很快复原，并有特殊的猪肉鲜味。

芹菜豆干

食材：

芹菜50g，豆干100g，葱花、姜、蒜末各少许，胡椒粉、酱油、盐各适量。

做法：

1.芹菜摘洗干净，太粗的要切细；豆干洗净，切成段。

2.炒锅注油烧热，放姜、蒜末爆香后，先放芹菜翻炒一下，再放入豆干翻炒，加胡椒粉和酱油翻炒至熟。出锅时放盐、葱花调味，拌匀即可。

营养功效：

本品可清热除烦，预防浮肿。

每100g热量
118千卡
建议食量
200g

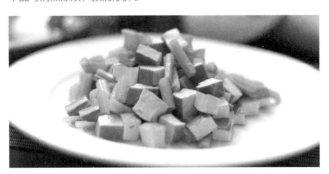

食材选购指南：

挑芹菜要选根部干净、颜色翠绿、无斑点，叶子与茎一样翠绿，叶柄肥厚而整齐的。

芦笋玉米番茄汤

食材:

玉米100g，芦笋、番茄各100g，盐、食用油各适量。

做法:

1.将洗净的芦笋切成段，洗好的玉米切成小块，洗净的番茄切成小块。

2.砂锅中注入适量清水烧开，倒入切好的玉米，放入番茄块，煮沸后用小火煮约15分钟，至食材熟软。

3.揭盖，淋上食用油，倒入芦笋，拌匀，加入盐，拌匀调味，续煮一会儿，至食材熟透。

4.关火后盛出煮好的汤即可。

营养功效:

本品可防治便秘，美容养颜。

每100g热量
35千卡
建议食量
300ml

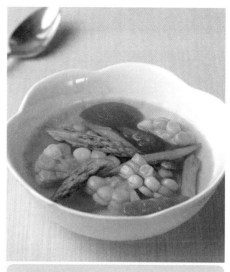

食材选购指南:

老玉米很硬，要揪开一些叶子看玉米粒是否软嫩，用指甲轻轻掐一下，冒浆的是比较新鲜的。

清炒油麦菜

食材:

油麦菜150g，红椒圈、蒜蓉各少许，盐、食用油各适量。

做法:

1.把油麦菜洗净，沥干水。

2.锅内倒入适量油，油温七成热时，下蒜蓉爆香，随后倒入油麦菜煸炒。

3.当菜的颜色变深，加入适量盐炒匀即可出锅。可加红椒圈做点缀。

营养功效:

本品含丰富维生素和矿物质，能增强机体免疫力，通肠利胃，促进皮肤细胞代谢，防止皮肤粗糙及色素沉着，延缓衰老。

每100g热量
22千卡
建议食量
200g

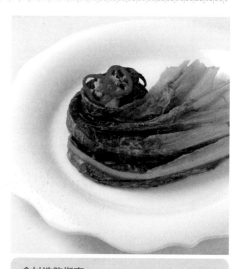

食材选购指南:

新鲜的油麦菜颜色是浅绿色，没有黄叶；叶子很平整，没有蔫的。如果菜根已经出现腐烂，就不要挑选了。

茭白炒鸡丝

食材：

鸡肉100g，茭白50g，青椒10g，姜片少许，蛋清、盐、料酒、淀粉各适量。

做法：

1.茭白去皮切丝；青椒去籽切丝；鸡肉洗净切丝，用盐、蛋清、料酒、淀粉调味上浆；鸡肉和茭白一起入三成热的油锅中滑油。

2.锅内留少许底油，放入姜片炒香，调入盐、料酒，再倒入鸡丝、青椒丝、茭白丝一同炒匀即可。

营养功效：

本品可利尿止渴、补虚健体。

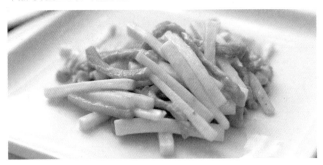

每100g热量
133千卡
建议食量
200g

食材选购指南：

笋身直、笋皮光滑的茭白，其肉较嫩，宜选购；若发现笋身扁瘦、弯曲、形状不完整，则口感较差，不宜选购。

青菜面

食材：

挂面100g，青菜100g，葱花、盐、食用油各少许。

做法：

1.青菜洗净，待用。

2.锅里放水烧开，放入挂面，将熟时放入青菜。

3.放盐和油调味，撒上葱花即可。

营养功效：

本品可补充维生素，增强机体活力，帮助消化。

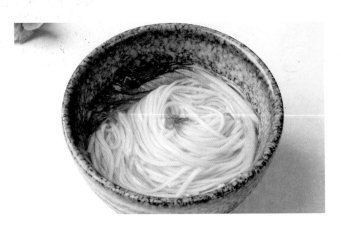

每100g热量
77千卡
建议食量
150g

食材选购指南：

好的挂面有自然的面香味，无霉味、无异味，光泽度好，匀称一致，不粘连，配料表中无多余添加剂，生产日期等各类产品信息齐全。

—— 第三天 ——

进餐	餐单	热量
早餐	鲜牛奶200ml（108千卡） 提子面包1片（150千卡） 水煮蛋1个（70千卡）	328千卡
午餐	糙米饭1碗（147千卡） 乡村蛋卷150g（96千卡） 山药乌鸡汤200ml（132千卡）	375千卡
加餐	橙子1个（94千卡） 开心果20g（133千卡）	227千卡
晚餐	沙姜彩椒炒鸡胸肉150g（168千卡） 馒头1个（113千卡） 清炖牛肉150g（174千卡）	455千卡
加餐	黑芝麻糊100g	408千卡

提子面包

食材：

高筋面粉200g，低筋面粉90g，奶粉12g，酵母5g，鸡蛋60g，提子干适量，盐、白糖、酵母、水各适量。

做法：

1.将高筋面粉、低筋面粉、盐、白糖、奶粉、酵母过筛混和，提子干泡水。

2.加入鸡蛋和水，揉搓后用搅拌器先慢后快进行搅拌；成形后摔打面团5分钟，揉搓至可以拉出薄膜后，放在40℃左右的环境中发酵1小时左右。

3.把面团分割成适量大小，分别再发酵10分钟；整形，裹入泡过水的提子干，最后再发酵45分钟，让面团膨发到原来的3倍大。放入已预热10分钟的200℃烤箱，烤20分钟即可。

营养功效：

本品营养丰富，易于消化、吸收，食用方便。

每100g热量
312千卡
建议食量
1片

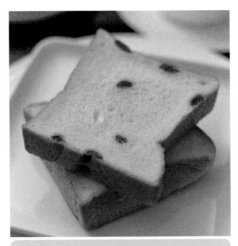

食材选购指南：

优质面粉呈白色或微黄色，细粉末状，置于手中紧捏后放开不会成团。劣质面粉色泽暗淡，手指捻捏时有粗粒感，生虫、有杂质、有结块、手捏成团。过量添加增白剂者，粉色则呈灰白色，甚至青灰色。

乡村蛋卷

食材：

鸡蛋2个，黄瓜1根，胡萝卜适量，盐、食用油各适量。

做法：

1.胡萝卜削皮、切片、切丝，装碗备用。

2.黄瓜削皮、切斜片、切丝，装碗备用。

3.鸡蛋打散，加入适量盐，搅匀备用。

4.锅中加入适量油，将鸡蛋液倒入后，转动锅。待蛋液完全凝固后，将蛋皮放入盘中摊凉。

5.将胡萝卜丝、黄瓜丝平铺在蛋皮上，将蛋皮卷起后，切断装盘即可。

营养功效：

本品营养丰富，可健脑、美容，减少皮肤皱纹。

每100g热量
64千卡
建议食量
150g

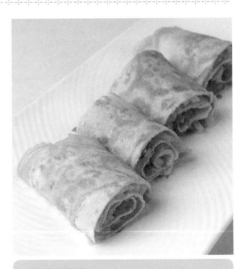

食材选购指南：

鲜鸡蛋蛋壳干净，壳上有一层白霜，色泽鲜明。拿起来晃，鸡蛋是实心的，没有滚来滚去的感觉。

山药乌鸡汤

食材：

乌鸡250g，山药50g，红枣2个，姜片、盐各适量。

做法：

1.乌鸡洗净剁块，装碗备用。

2.山药去皮，切块，泡在水中备用。

3.乌鸡用开水汆去血沫后，放入已加入清水的砂锅中，加姜片、红枣、盐，大火烧开后改小火煲1小时。

4.煮好后装入碗中即可。

营养功效：

本品口感细嫩，营养丰富，具有滋补养身，延缓衰老，强筋健骨的功效。

每100g热量
66千卡
建议食量
200ml

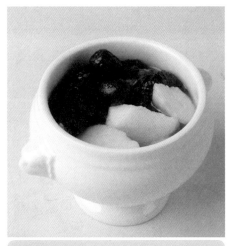

食材选购指南：

皮比较光滑的是脆山药，适合炒着吃；若是炖汤或做甜品，建议选择面山药，口感会甜糯、饱满。

沙姜彩椒炒鸡胸肉

食材：

鸡胸肉120g，彩椒70g，沙姜90g，食用油、盐、生粉、胡椒粉、葱段各适量。

做法：

1.洗净的鸡胸肉切丁，加入胡椒粉、生粉、盐拌匀，腌渍10分钟。

2.彩椒切片，装入碗中备用；沙姜去皮切片。

3.锅中注水烧开，放沙姜、彩椒煮半分钟，捞出。

4.用油起锅，倒入鸡胸肉炒散，放葱段炒香，倒入沙姜、彩椒炒匀，盛出即可。

营养功效：

本品可补充蛋白质，增强身体活力。

每100g热量
112千卡
建议食量
300g

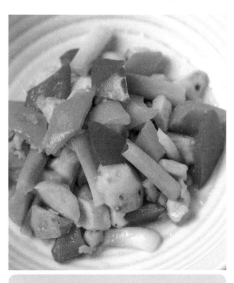

食材选购指南：

鸡胸肉应挑肉质紧实，有点弹性，带有光泽度的。

清炖牛肉

食材:

牛肉100g,葱段、姜块、盐各适量。

做法:

1.牛肉切块,汆去血水并冲洗干净,装碗备用。

2.将牛肉放入砂锅中,注冷水至没过牛肉,放入葱段和姜块,大火烧开,炖1小时。

3.加入适量盐,盖上盖,再转小火炖30分钟。

4.煮好后装入碗中即可。

营养功效:

牛肉含有丰富的蛋白质及维生素B_6,能提高机体免疫力。

每100g热量
116千卡
建议食量
150ml

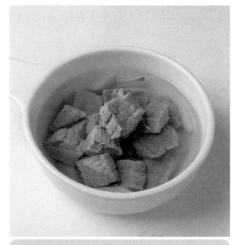

食材选购指南:

新鲜牛肉呈均匀的红色,有光泽,脂肪呈洁白色或呈乳黄色,按压后立即恢复;色泽暗红、无光泽、脂肪发暗甚至呈绿色的是变质肉。

黑芝麻糊

食材:

黑芝麻200g,糯米100g,冰糖4粒。

做法:

1.糯米用水浸泡;黑芝麻放到筛子里淘洗一遍。

2.沥干水的黑芝麻放入锅中,用小火翻炒,炒至黑芝麻发亮变鼓,听到"吱吱"的炸开声即可。

3.糯米、黑芝麻和冰糖一起放入豆浆机,加入适量清水到水位线,等豆浆机提示做好即成。

营养功效:

本品可补肝肾、润五脏,益精填髓。

每100g热量
200千卡
建议食量
100g

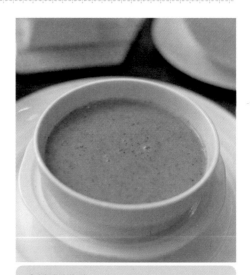

食材选购指南:

正常的黑芝麻经水浸泡后会出现轻微掉色现象。如果迅速出现大量掉色的话,很可能是被染色的黑芝麻。

七、孕中期有氧运动：给胎宝宝提供一个理想的环境

　　孕中期（13~28周）孕妈妈腹部已经明显地隆起，有了十足的"孕"味。这时期胎盘已经形成，流产概率大大降低，许多妊娠反应也已慢慢消失，但是腰酸腿疼、水肿、静脉曲张等问题接踵而来，孕妈妈要调整自己以适应孕中期的状态。孕中期是孕妈妈运动的最佳时期，孕妈妈要在保证充分休息的基础上，定期做一些练习，给胎宝宝提供一个理想的环境。

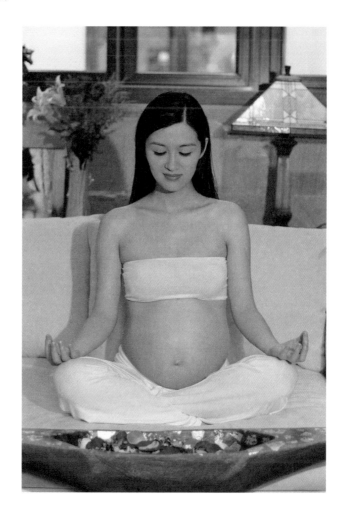

1.缓解妊娠抽筋：拐杖式

孕中期后，胎宝宝发育迅速，会从母体吸收更多的钙。如果孕妈妈摄取的钙不足，会导致腿部抽筋，因此这个姿势同样适合孕晚期的孕妈妈。

PLEASE FOLLOW ME

建议练习时间：上午8点、下午3点或晚上7点
方便系数：★★★★
呼吸方式：腹式呼吸
练习次数：1~3次

功效：

- 有效锻炼腿部肌肉，增强腿部力量，预防和缓解腿部抽筋。
- 增强双肩的灵活性，缓解肩背疼痛。
- 强健膝关节。
- 调节呼吸系统，使呼吸更加顺畅。

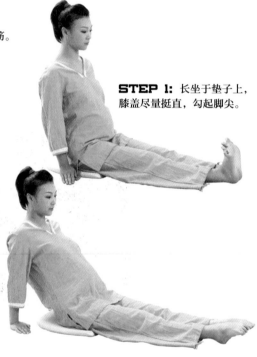

STEP 1: 长坐于垫子上，膝盖尽量挺直，勾起脚尖。

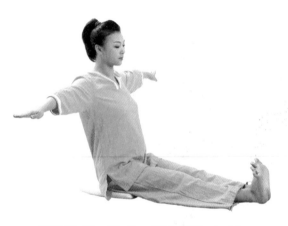

STEP 2: 吸气时，手臂向两侧打开，挺胸，放松肩部肌肉。

STEP 3: 呼气，将双手放于臀部后方支撑，双手打开与肩同宽，指尖指向脚趾的方向。挺直腰背，眼睛看脚趾，同时绷起脚背。保持深长的腹式呼吸。

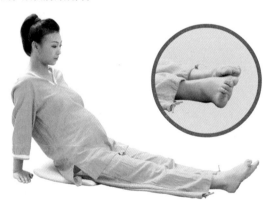

STEP 4: 自然地呼吸，将双脚按顺时针、逆时针的方向旋转放松。

练习要诀： 如果在地板上练习，最好垫上一个防滑的软垫，以减少久坐对尾骨的伤害。另外，如果孕妈妈患有脚踝松软症或者脚踝刚刚被扭伤，就不要练习这个体式。

2.改善尿频：直立式（靠墙）

直立式意味着自我身心合一，给身体带来平衡，让身体与心智和呼吸相互协调。这个姿势保持的时间越长，身体感觉越平静。

PLEASE FOLLOW ME

建议练习时间：随时
方便系数：★★★★★
呼吸方式：腹式呼吸
练习次数：8次

功效：

- 强健双腿，有效地改善孕期腰酸腿疼、尿频等症状。
- 保持孕期体态稳定，矫正不良姿势。

> **练习要诀：** 在练习的过程中，要保持平稳的呼吸，感受烦恼和压力都被释放后的畅快。

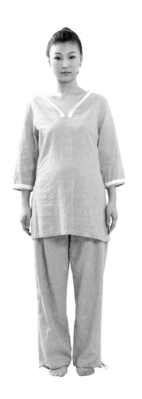 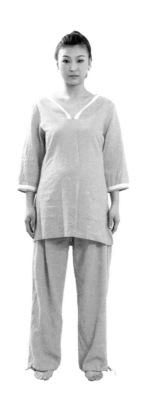 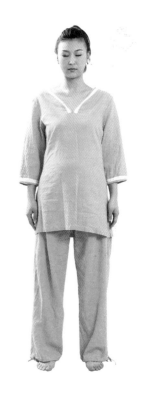

STEP 1： 保持基本站姿，腰背挺直。

STEP 2： 双脚平行分开站立，感觉身体重心平分于两脚上。

STEP 3： 闭上双眼，膝盖放松，舌头平放在口腔底部，不要抵住上腭。正常呼吸，保持1分钟，然后睁开双眼。

3.消除便秘：步步莲花式（靠墙）

整个孕期都可以做这个体式，孕晚期练习则有利于减轻分娩时的痛苦，促进分娩顺利进行。产后练习，则能及早排出子宫淤血。

PLEASE FOLLOW ME

建议练习时间：
早上7点或晚上9点
方便系数：★★★★
呼吸方式：腹式呼吸
练习次数：3～5次

功效：

- 温和地按摩腹部器官，预防和缓解便秘。
- 强化大腿肌肉，加速血液循环，强健双膝。
- 强化腹肌、背部和腰骶椎功能。
- 有利于分娩，对产后身材恢复也有帮助，尤其是对纠正产后子宫移位有很好的效果。
- 增强体质，预防感冒。

> **练习要诀：** 如果晚上难以入眠，不妨练习快乐婴儿式。腹部过于隆起的孕妈妈，只做到第1步就可以了。

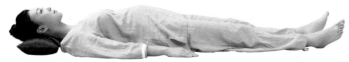

STEP 1: 仰卧，双手自然放于身体两侧，掌心贴地。

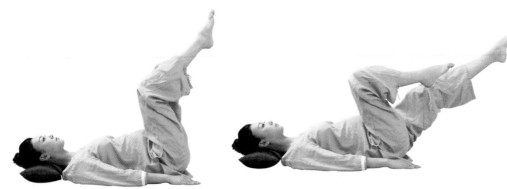

STEP 2: 吸气，双腿向上抬起，屈膝，大腿和小腿约呈90°。

STEP 3: 呼气，绷起脚背，将右侧大腿靠向胸部。

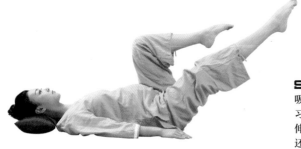

STEP 4: 保持自然的呼吸，双腿做蹬自行车状。练习数次后，吸气，双腿向上伸直；呼气，双腿慢慢向下还原，仰卧休息。

4.赶跑手臂水肿：简易拉弓式

坐姿练习对臀部的关节活动非常有益，能有效地改善手臂水肿的症状，也能使臀部放松，而柔软的臀部会使分娩更加轻松。

PLEASE FOLLOW ME

建议练习时间：早上7点、下午4点或晚上9点
方便系数：★★★★
呼吸方式：腹式呼吸
练习次数：2次

功效：

☐ 拉伸手臂，有助于效改善手臂水肿，还有助于美化手臂线条。
☐ 增加肋骨空间，减轻腹部压力，使胎宝宝更加舒适地伸展四肢。
☐ 强健胸部肌肉，使其更好地支撑孕妈妈丰满的双乳，预防乳房下垂。

> **练习要诀**：体会到肩膀和背部的温热。如果双手于背后不能合十，可改成双手互抱手肘的动作。

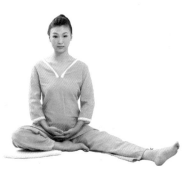 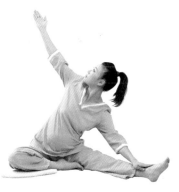 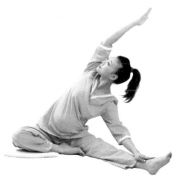

STEP 1: 坐在地板上，腰背向上挺直，双腿大大分开。弯曲右膝，右脚放在左大腿内侧，脚后跟抵住会阴处，双手相叠，自然放于腹部。保持平稳的呼吸。

STEP 2: 呼气，上半身向右侧扭转，左手自然搭放于左脚脚背（或左小腿）上；吸气，右手手臂向上伸展，双臂保持在一条直线上，眼睛看向右手指尖延伸的方向。

STEP 3: 呼气，右手手臂左侧下压，自然的深呼吸，感觉右侧腰肌肉的拉伸。

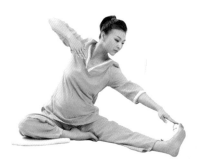 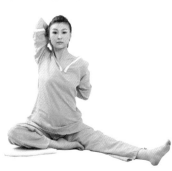 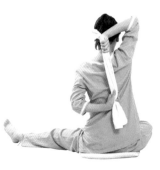

STEP 4: 保持这个姿势的基础上，弯曲右肘并向后伸展右大臂，做拉弓箭的姿势，使右肘和左臂呈一条直线，转头，眼睛看向左脚脚趾。保持深长呼吸，停留3~5个深呼吸。

STEP 5: 呼气时，放松手臂，起身回正上半身。保持自然呼吸，向上伸展右臂，向后屈肘，同时向后弯曲左肘，双手手指在背后脊柱的位置相扣。如果手指不能相扣，则可以借助毛巾。

5.缓解腿部水肿：简易战士式

建议练习时间：上午9点、
下午2点或晚上9点

方便系数：★★★★

呼吸方式：腹式呼吸

练习次数：3次

练习简易战士式时，需要用辅助椅。这个体式由战士二式、战士一式这两个经典的瑜伽体式组合而成。

PLEASE FOLLOW ME

功效：

- 强健脚踝，使双腿肌肉变得更加柔软，并且能够有效地缓解腿部水肿。
- 增强双腿的力量，使孕妈妈更好地支撑腹部。
- 扩展胸部，缓解乳房胀痛。
- 增强内脏器官功能，帮助孕妈妈缓解肩膀僵硬问题。

练习要诀： 如果肩关节僵硬，则尽量保持掌心相对。平衡力不佳者要注意后仰时身体的协调能力，以防无法收回身体。

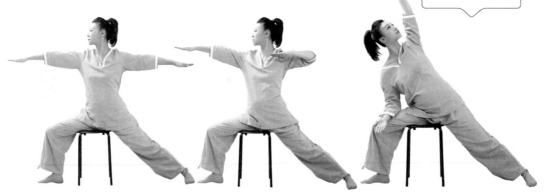

STEP 1: 小心地坐在椅子上，双腿尽量打开。向右转动身体的同时伸展左腿，双臂侧平举打开呈一条直线，平行地面，眼睛看向右手方向，保持3~5个深呼吸。

STEP 2: 右手不变，左臂曲肘，使左臂与左腿呈一条直线。转头向上看，拉伸左侧腰身。

STEP 3: 呼气，放松还原手臂，身体回正，再次侧平举打开手臂，呼气，弯曲右肘的同时头转向左侧，眼睛看向左手延伸的方向，保持3~5个深呼吸。

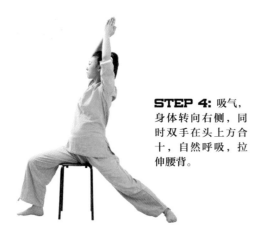

STEP 4: 吸气，身体转向右侧，同时双手在头上方合十，自然呼吸，拉伸腰背。

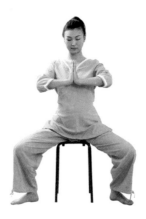

STEP 5: 吸气，身体回正。呼气，屈肘，手臂缓缓向下还原于胸前，保持双手合十，平稳的呼吸。反方向继续练习。

6.淡化妊娠纹：**阿帕那式**

阿帕那式虽然简单，却是腿部和臀部参与运动的姿势，可以有效锻炼身体的协调能力，做起来非常舒适。适合孕早期、孕中期两个阶段练习。

PLEASE FOLLOW ME

建议练习时间： 上午7点、下午2点或睡前
方便系数： ★★★★
呼吸方式： 腹式呼吸
练习次数： 6次

功效：

- ▢ 收紧腹部肌肉，淡化妊娠纹。
- ▢ 按摩腹部器官，促进胃部消化和吸收，快速排出体内的毒素。
- ▢ 缓解背部疼痛和静脉曲张。

> **练习要诀：** 在练习时，臀部要一直贴紧地面。如果觉得下背部疼痛，在抱住膝盖向胸前靠拢时，将背部紧贴于地面，这样有助于减轻疼痛。腹部过于隆起的孕妈妈要小心，不要让双腿压迫到腹部。

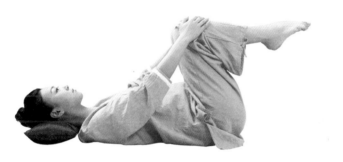

STEP 1： 仰卧，将膝盖弯曲至胸前，双腿并拢，双手放在两膝上。

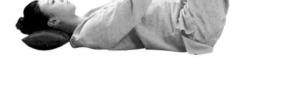

STEP 2： 深呼吸，呼气时，手臂和双腿同时向前向上伸展，尽量控制小腿与地面平行，绷直脚背。保持2～3个深呼吸。

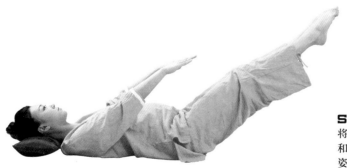

STEP 3： 如果身体允许，继续将双腿向前伸直，与地面呈45°，和手臂保持平行。呼气还原至起始姿势，重复10～20次。

7.防止眩晕：树式

树式即用一条腿维持身体平衡。孕中期后，有些孕妈妈会出现头痛、眩晕和眼花的症状。经常练习树式，可以防止眩晕、增强身体的平衡力。

PLEASE FOLLOW ME

建议练习时间：
早上7点或晚上7点
方便系数：★★★★
呼吸方式：腹式呼吸
练习次数：3~4次

功效：

☐ 增强身体的平衡力，预防和缓解孕期眩晕。
☐ 放松髋部，补养和加强腿部、背部的肌肉力量。
☐ 美化身体线条，防止乳房下垂。
☐ 改善体态，锻炼小脑，增强身体的稳定性。
☐ 培养专注力，使情绪保持平静。

> **练习要诀：** 孕妈妈在练习树式时，如果很难保持平衡，可以扶着椅子或靠着墙壁进行练习。

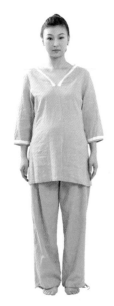 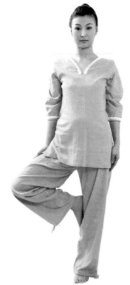 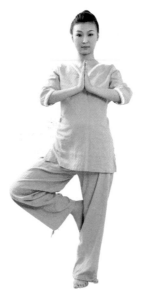 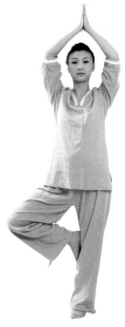

STEP 1: 站立，双脚并拢，腰背挺直，双手自然垂于体侧，目视前方。

STEP 2: 重心移至左腿上，向上屈右膝，右脚脚心放到左膝内侧。

STEP 3: 双手于胸前合十，大拇指交叉相扣，抵住心轮。

STEP 4: 吸气，手臂缓缓向头上方伸展，直至手臂完全伸直。保持动作3~5个深呼吸，在呼吸之间，感受身体的平衡，心灵的宁静。呼气时，还原最初姿势，换另一边练习。

8.保养乳房：**束角坐坐山式**

坐山式的功效包括了瑜伽坐姿的大多数功效。双臂伸展过头，手指相扣，腹部器官向内靠拢，胸部得到完全扩展，能够有效地保健乳房。

PLEASE FOLLOW ME

建议练习时间：早上7点、中午1点或下午4点
方便系数：★★★★★
呼吸方式：腹式呼吸
练习次数：4次

功效：

- 完全扩展胸部，使胸部肌肉力量得到加强，保养乳房。
- 有助于调节神经，稳定情绪。
- 舒展、活动肩关节，缓解双肩僵硬。
- 改正不良姿势，缓解背痛。
- 产后练习此体式，可以辅助治疗月经不调、子宫移位等病症。

> **练习要诀：** 盘坐时如果感觉髋部不适，可以借助瑜伽砖进行练习。在练习的过程中，要始终保持腰背挺直。

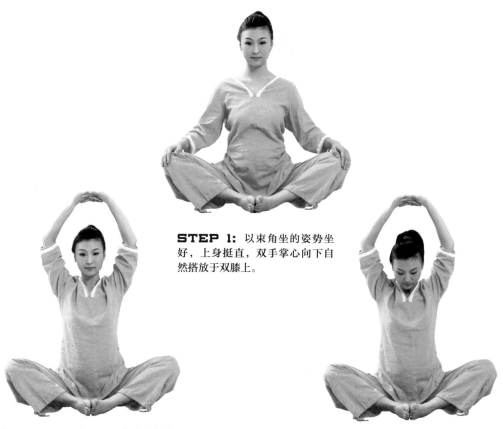

STEP 1: 以束角坐的姿势坐好，上身挺直，双手掌心向下自然搭放于双膝上。

STEP 2: 吸气，手臂向头上方伸展，双手十指交叉，向上翻转，抬头挺胸，目视前方，保持腰背的挺直。

STEP 3: 呼气，收下巴，低头，下巴抵住锁骨，眼睛看向胸部，手臂尽可能努力地向上伸展，保持自然的、伸长的深呼吸3~5个。缓缓吸气，抬头，翻转手掌心，屈肘向下还原手臂，放松全身，恢复起始姿势。

9.缓解孕期失眠：月亮式变体

月亮式变体是一个相对轻松的姿势，能够帮助孕妈妈安定情绪、放松身体，也可以作为冥想练习前的准备姿势。

PLEASE FOLLOW ME

建议练习时间：早上7点、上午11点或睡前

方便系数：★★★★★

呼吸方式：腹式呼吸

练习次数：3～5次

功效：

- 很好地平复情绪，安定心神，有助于缓解孕期失眠的症状。
- 增强骨盆肌功能，放松坐骨神经，缓解坐骨神经痛。
- 放松肩、髋和膝等关节。
- 有助于预防和缓解便秘，强化消化系统功能。

练习要诀： 在练习时，双膝打开的距离可以超过肩宽，以给隆起的腹部提供更大的空间。注意把意念放在脐轮、海底轮或者呼吸上。

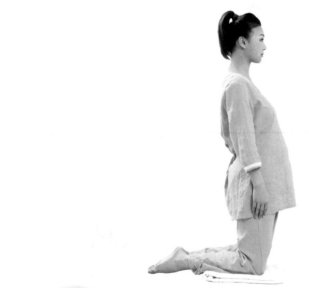

STEP 1: 双膝打开一肩宽，跪立（可在膝下放一个垫子），双手自然放于体侧，腰背挺直。

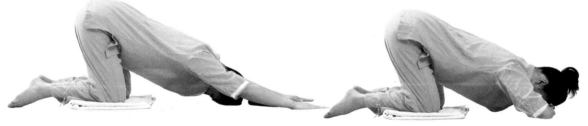

STEP 2: 吸气，手臂向头上方伸展；呼气，以髋骨为折点，手臂带动上半身向前向下俯身，直至前额着地，手臂自然前伸，保持3～5个深呼吸。

STEP 3: 保持此动作，屈肘双手相叠放于额头下，放松全身，自然地呼吸，5～8个深呼吸后，缓缓起身还原至初始姿势。

10.增强抵抗力：战士二式

战士二式有利于增强孕妈妈的抵抗力，但最好是借助凳子练习，并且动作要缓慢、轻柔、小心，为生产做好准备。

PLEASE FOLLOW ME

建议练习时间：
上午9点或下午2点
方便系数：★★★★
呼吸方式：腹式呼吸
练习次数：3次

功效：

- 有利于增强背部、腹部和胯部力量，锻炼全身肌肉。
- 增强抵抗力，预防感冒。
- 强化膝盖、脚踝功能，使大小腿肌肉变得柔韧，预防和缓解静脉曲张。

练习要诀： 随着胎宝宝的发育，孕妈妈可以借助辅助凳子练习战士二式，以便保持身体的平稳和增强抵抗力。

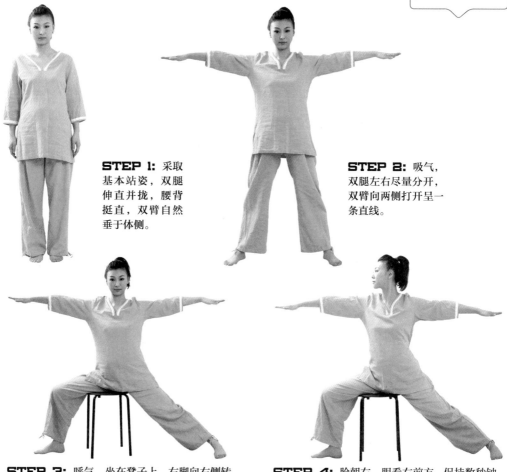

STEP 1: 采取基本站姿，双腿伸直并拢，腰背挺直，双臂自然垂于体侧。

STEP 2: 吸气，双腿左右尽量分开，双臂向两侧打开呈一条直线。

STEP 3: 呼气，坐在凳子上，右脚向右侧转90°，使右小腿与地面垂直，右大腿与右小腿垂直，左腿伸直，将双臂向左右两侧无限延伸。

STEP 4: 脸朝右，眼看右前方，保持数秒钟。双臂自然下垂，掌心轻贴身体两侧，身体还原至初始姿势，然后换另一侧重复上述动作练习。

八、我的体重管理记录

体重值（kg）

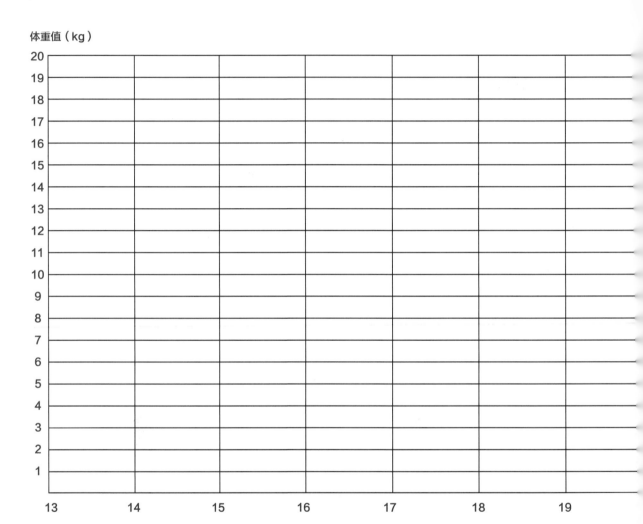

● BMI 在 18 以下，体重增加 5~6kg 为宜；

● BMI 在 18~24 之间，体重增加 4kg 左右为宜；

● BMI 在 24 以上，体重增加 2~4kg 为宜。

注：体重指数（BMI）= 孕前体重（kg）/ 身高的平方（m^2）。

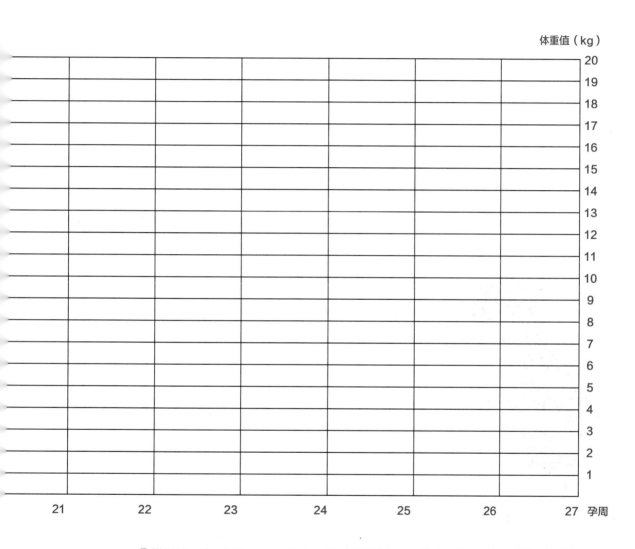

①横轴表示怀孕第 13 周到第 27 周的整个过程。孕中期增加的体重值最好控制在 4kg 左右。

②纵轴表示增加的体重数（单位：kg）。

③对应着怀孕的周数和增长的重量，在图中标上黑点，并把它们连起来，形成一条曲线。如此便能了解怀孕期间的体重增长变化情况,并据此进行相应的调整。

九、张老师专栏：从怀孕开始变美

孕育新生命是一件伟大又幸福的事，但是怀孕后，变胖的身材、憔悴的容颜，让不少爱美的孕妈妈有点伤心难过。

其实爱美是人之常情，谁说孕育新生命就代表着要牺牲美丽？孕妈妈完全可以让孕育宝宝和保持美丽成为和谐的二重奏。看看那些明星，即便是身怀六甲，依然保持宜人的体态和娇美的容颜。我们也可以学习保养之道，做个美丽的孕妈妈！

1.学会保养，保持少女般的容颜

妊娠期因为雌激素分泌的关系，孕妈妈皮肤会变得敏感，容易失去光泽或是变粗糙。孕妈妈可千万不要懈怠对皮肤的保养哦。

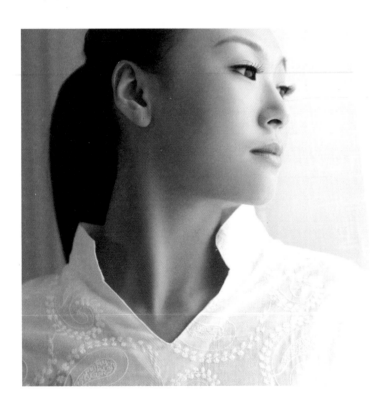

去除角质：除非角质特别肥厚，否则不建议孕期去角质，以免发生过敏。如果要去角质，选择一款温和的去角质产品很重要，并且去角质的次数不可过于频繁，每周 1 次即可。

清洁：孕妈妈脸部会比较容易出油，因此要做好清洁工作，要依据个人肤质选择合适的清洁产品。洗脸后，用含有化妆水的化妆棉擦拭皮肤，再抹上护肤品。但干性皮肤的孕妈妈不要频繁地洗脸，且要选用比较温和的洗面奶。

全天候补水：尽量选择以天然成分为主的护肤品，以减少对肌肤的刺激。沐浴时不应浸泡太久，否则容易造成皮肤脱水。沐浴后，应该在全身涂抹润肤油。平时要多喝水，多吃蔬菜和水果，以补充体内丢失的水分。

做好防晒工作：孕期本来就容易出现黄褐斑，如果不注意防晒，在接触紫外线后就更容易出现黄褐斑。因此，无论任何季节，孕妈妈出门前都要做好防晒措施，首先采用物理防晒法，即打遮阳伞、戴遮阳帽或墨镜等；也可以在出门前 15 分钟涂适量的安全性能高、刺激性小、无香精香料成分的物理性防晒霜，但要记得回家后要把防晒霜清洗干净。

2.健康舒适，穿出迷人"孕"味

由于怀孕，孕妈妈的体形会发生很大的变化，皮肤也变得敏感，因此，整个妊娠期孕妈妈的着装不仅要美观大方，还要舒适、安全。

孕早期，孕妈妈的小腹还没有隆起，建议选择轻柔、吸水、透气的衣物，千万不要束腰，以免影响胎宝宝的健康。孕中、晚期时，孕妈妈的体形发生了明显的变化，在服装的选择上应该以不妨碍胎宝宝的生长发育为前提，以宽大舒适、透气性好、吸汗力强、防暑保暖以及穿脱方便为原则，并结合个人的喜好选择衣服的颜色和款式。

色彩明艳的衣服穿起来显得精神振奋，有利于孕妈妈和胎宝宝的身心健康。选择色调明快、柔和甜美的服装，能让孕妈妈的心情愉快。款式上宜选择"A"字形款，这样既能很好地体现出丰满的胸部线条，又能使隆起的腹部不太突出。面料宜选择透气、舒适、轻薄的质料，如纯棉、棉麻、莱卡等。不要贴身穿羊毛类、羽绒类或腈纶类等容易引发过敏的质料。

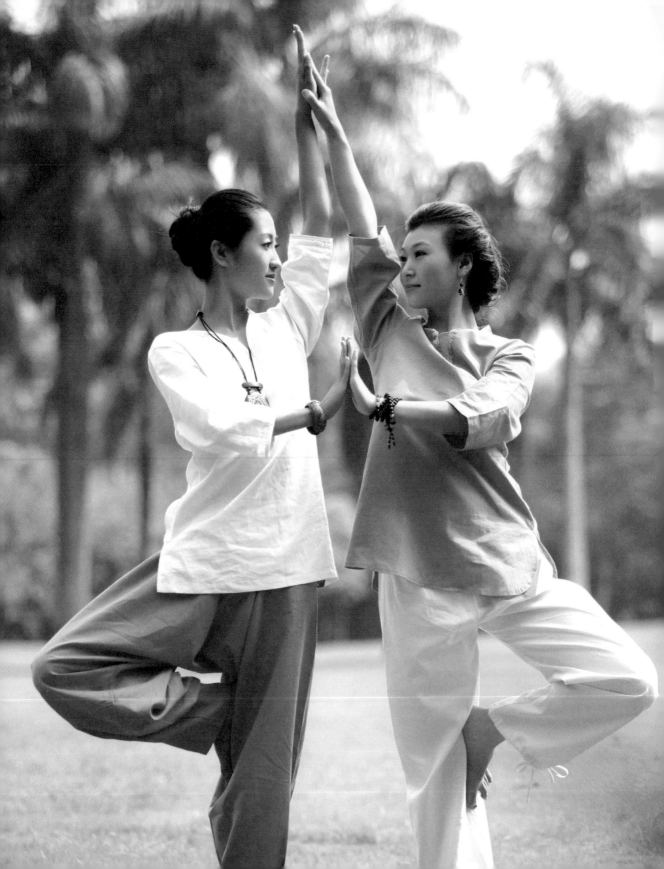

贴身的内衣必须选用纯棉或真丝的，以防引起皮肤过敏或乳汁分泌不足。在款式上要选择宽松的，这样才能保证干爽、舒适。当孕妈妈发现乳房有改变时，就要开始选择怀孕期专用胸罩。在怀孕后期，可以考虑选择哺乳型胸罩，为产后哺乳做准备，而且可以为垫吸乳垫留出足够的空间。

3.选择合适的鞋子

孕妈妈由于体重增加，再加上腿部水肿，走路时会难以维持身体的平衡。为了做好孕期保健，孕妈妈应该选择合适的鞋子。最好选择后跟高度在 2cm 左右的鞋子，因为鞋跟过高会增加孕妈妈腰部和双脚的负担，加剧腰痛。

鞋子材料要轻便，透气性要好，最好选用有弹性、柔软的材料做的鞋子，以防走路时摔倒。双脚水肿比较严重和怀孕 6 个月以上的孕妈妈，要选择比自己的双脚稍微大一点的鞋，但也不要过于宽松，以防影响走路。

4.消除妊娠纹，像没怀过一样

孕妈妈身体最大的变化莫过于被撑大的肚皮，并且几乎每个孕妈妈生产后，或多或少都会有一些妊娠纹，这些妊娠纹毫不留情地破坏了皮肤的美观。而足够的蛋白质和维生素摄入有利于预防妊娠纹，同时配合外用除纹霜效果更好。所以，在肚子开始变大的孕中期，已经可以使用除纹霜、滋养乳液了，千万不要延误使用，以免错过了最佳时机。

涂抹除纹滋养乳液最好是在洗澡后或睡前。首先，针对变化最大的肚皮部位进行涂抹，还可以一边涂抹，一边跟宝宝说说话，培养你们之间的感情。其次，要保养的部位是胸部，如果胸部这段时间长得很快，也要擦点除纹霜。再次，腰侧、腰后、大腿内外侧、腹股沟、臀部和臀部下方，也要记得一起保养。总之，想要生完宝宝后还有少女一样的娇嫩肌肤，就不要轻视对这些地方的细节保养。

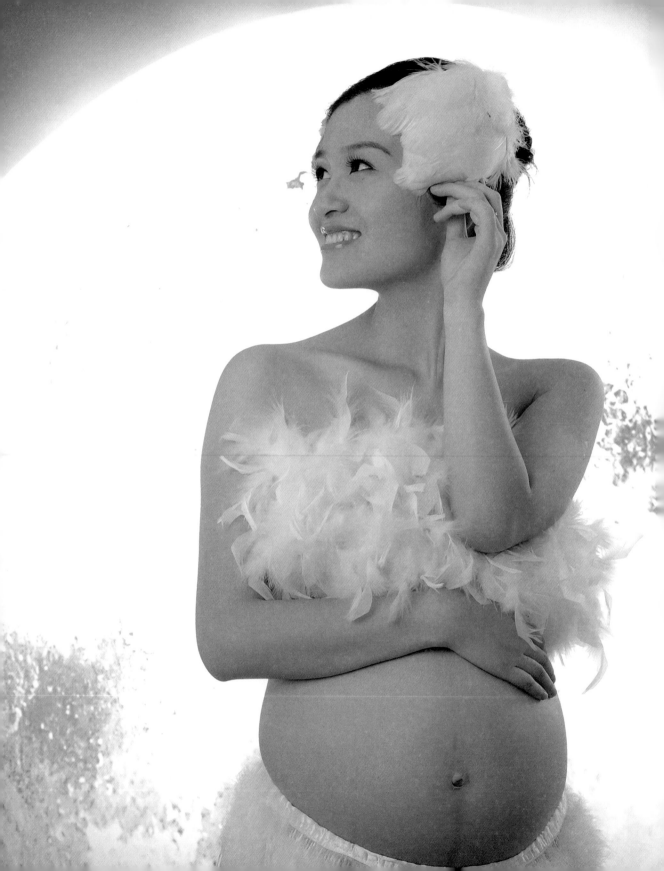

PART 05

孕晚期（28~40周）：
关注七大关键营养素，
促进胎宝宝智力发育

此时，孕妈妈腹部明显隆起，胃部因为受到了子宫的挤压，总有吃不下的感觉。

但是，此时胎宝宝生长速度达到最高峰，必须摄取充足的营养才能满足胎宝宝生长发育需求。

孕妈妈要少食多餐，多摄取补脑、健脑的食物，均衡营养，防止胎宝宝发育迟缓。

记得体重增长最好不要超过 6kg 哦！

一、胎宝宝的发育

宝宝长得也太快了吧！昨天还穿得下的裤子，今天就穿不下了，孕妈妈肚子上仿佛装着一个圆圆的大球。想到宝宝即将出世，孕妈妈是不是有些紧张又很期待呢？

▶ 孕8月

胎宝宝的身长有 40cm 了，体重约 1700g。皮肤呈深红色，皮下脂肪增厚。大脑体积增大了，神经系统更加活跃，感觉器官已经发育成熟，能自行调节体温和呼吸了。

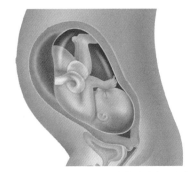

●● 第29周 从本周起，胎宝宝的胎动会更加频繁。

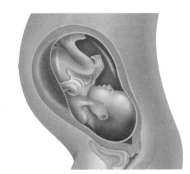

●● 第31周 胎宝宝肺部功能和消化系统已基本发育完成。

▶孕9月

　　胎宝宝长到了 46cm 左右，体重约 2500g。从第 33 周开始，胎宝宝就可以喝羊水了，这可是练习呼吸的重要途径；第 35 周时，胎宝宝的皮下脂肪继续增厚，身体各部位都比较丰满，脸、胸、腹、手、脚上的胎毛也逐渐消退了，皮肤呈粉红色，面部皱纹消失，身体上的皱纹也少了很多；第 36 周时，胎宝宝的身体器官全部发育完全了，骨骼变得更硬了。

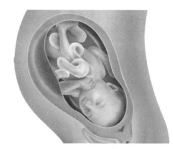

●● 第33周 胎宝宝的呼吸系统、消化系统发育已经成熟。

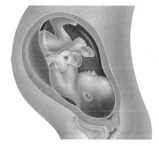

●● 第35周 现在的胎宝宝越长越胖，变得圆滚滚的。

▶孕10月

　　胎宝宝已经长成一个成熟的胎儿啦，身长约 52cm，体重约为 3200g。第 37 周时，胎宝宝的体重继续增加，大脑内部开始形成髓鞘；第 38 周时，胎宝宝身体各部分的骨骼均匀发育，背部弯成弓形，双手向前合拢；头颅骨质硬，耳朵软骨发育完善，头发长到了 3cm 长，发际很清晰；乳房部能够触到乳腺组织结节，乳头突出、乳晕明显；还长出了手指甲和脚趾甲。如果是男宝宝，睾丸已下降至阴囊，阴囊皮肤形成褶皱；如果是女宝宝，大阴唇已覆盖小阴唇。

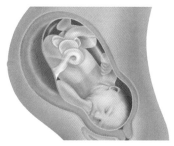

●● 第37周 胎宝宝现在的体重大约是3000g。

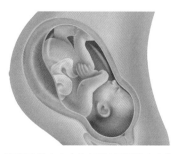

●● 第39周 胎宝宝身体各器官已经发育完全。

二、孕妈妈身体的变化

　　孕妈妈现在都有点不敢照镜子了，那个脸、手、脚都水肿的大胖子是自己吗？看得见肚子看不见脚，弯不下腰也翻不了身，洗脚都只能让准爸爸帮忙啦！不过想到宝宝马上就要足月出生，孕妈妈是不是好兴奋？是不是做好了准备，随时都可以迎接横空出世的宝贝呢？

▶孕8月

　　子宫迅速增大，子宫底的高度达到25～28cm，偶尔会有宫缩的情况发生。随着腹部高高隆起，孕妈妈特别容易感到疲劳。孕中期的一些不适症状，如腰背痛、腿水肿、下肢静脉曲张、便秘等，在这个阶段还可能会加重，这些都会严重影响孕妈妈的睡眠。同时，为了减轻心理负担与压力，孕妈妈不妨与准爸爸一起学习分娩的有关知识，了解分娩全过程以及分娩时可能出现的情况，意识到分娩是一个再正常不过的生理过程。

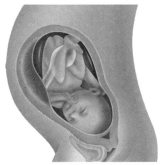

●● 第30周 大多数胎宝宝此时对声音已有了反应。

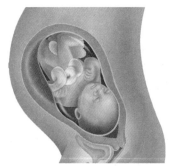

●● 第32周 胎宝宝的皮下脂肪更加丰富，皱纹减少，看起来更像一个婴儿了。

▶孕9月

　　第9个月，孕妈妈的腹部更加隆起，子宫底的高度为28～32cm。由于子宫的增大、上升，对胃部、肺部、心脏的压迫更为严重，胃痛、消化不良等症状可能会加剧，排尿的次数也会明显增加。这个阶段水肿会更加严重，阴道分泌物变得更加浓稠。有的孕妈妈还可能会出现头痛、恶心、晕眩等症状。

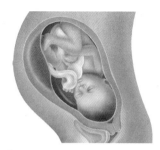

●● 第34周 胎宝宝现在体重大约2300g。

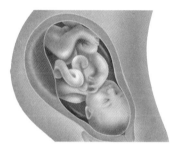

●● 第36周 胎宝宝的表情丰富起来，他会打哈欠、揉鼻子，甚至挤眉弄眼。

▶孕10月

　　第10个月已经是妊娠期的最后一个月了，子宫底的高度为32～34cm。子宫颈变得像海绵一样柔软并缩短，还会有轻度扩张。这时候阴道黏膜肥厚、充血，阴道壁变软，伸展性增强，分泌物增多。子宫的收缩也逐渐频繁，这一个月经常会发生阵痛，但这种阵痛没有规律，而且不会逐渐加强。一些孕妈妈在这个阶段对是否能顺利分娩会产生怀疑，还会担忧宝宝的健康，好奇宝宝的性别和相貌；一些初产妇由于缺乏分娩经验，加之亲朋好友对分娩阵痛的夸大，会对分娩充满了恐惧和不安。孕妈妈要尽量放松自己，在家人充分的安慰和关心下一起迎接小生命的降临。

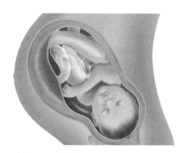

●● 第38周 胎宝宝身上原来覆盖着的一层细细的绒毛和大部分白色的胎脂逐渐脱落。

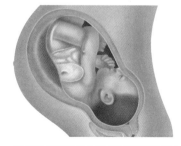

●● 第40周 胎宝宝马上就会和妈妈见面啦！

三、孕晚期饮食全攻略

孕晚期，胎宝宝在孕妈妈的子宫里逐渐发育成熟。孕妈妈的饮食除了要像以往那样满足胎宝宝和母体的营养需求外，还需要为即将到来的分娩和产后坐月子做相应的营养积累。不过此时孕妈妈的体重会到达分娩前的高峰，也不能放开大吃而导致增重过多啊！

1. 孕晚期所需营养特点

孕晚期胎宝宝的骨骼、肌肉和肺部发育日趋成熟，对营养的需求达到了最高峰。孕妈妈要均衡地摄取各种营养素，防止胎宝宝发育迟缓。当然，在适量补充蛋白质、钙、维生素、碳水化合物等营养素的同时，也要注意不要过度进食使体重增长过多。

此外，胎宝宝即将出世，孕妈妈的饮食也需要为分娩和坐月子做营养积累。饮食要多样化，多吃富含维生素 K、维生素 C、铁的食物，但产前不必再补充各类维生素制剂，以免引起代谢紊乱。

表5-1 孕晚期所需营养素

维生素C	维生素E	α-亚麻酸	维生素K	维生素A	维生素B$_1$	锌	β-胡萝卜素	硒
130mg/天	10mg/天	1000mg/天	120μg/天	3300 国际单位/天	1.5mg/天	16.5mg/天	6mg/天	50μg/天

2.孕晚期饮食原则

孕晚期，孕妈妈的子宫不断增大，胃部被挤压，经常会有吃不下的感觉。但此时胎宝宝生长速度达到最高峰，孕妈妈还是要少食多餐，均衡摄取各种营养素，尽量补足因胃容量减小而减少摄入的营养。

另外，孕期过度肥胖会增加心脏的负担，以及增加剖宫产的概率和产后出血的可能，因此控制体重也是孕晚期的关键。饮食上要继续少食多餐，多吃蛋白质类食物，如鱼、肉、蛋、奶等，少吃含糖类食物，粮食以五谷杂粮为主，尽量保持食物多样化。

3.孕晚期饮食安排

孕晚期，胎宝宝正在为出生做最后的冲刺，因此，孕妈妈每周增重500g是正常的，但最好不要超过这个数值，否则会使胎宝宝过大，影响自然分娩。

餐单还是按一日五餐设计，包括三次正餐和两次加餐。孕妈妈在饮食上一定要讲究"少而精"，坚持少吃多餐的饮食原则，尤其不要在晚上吃得太多。勤称体重，及时调整饮食和适量运动，是这一时期控制体重的好办法。

表5-2 每天大致进食量

谷类、薯类及杂豆类	350~450g
蔬菜	400~500g
鱼、禽、蛋、肉	合计200~250g
奶制品	300~500g
水果	200~400g
大豆及坚果	60g
食用油	25~30ml
盐	6g

● **科学控制食量 保证营养**

到了孕晚期，孕妈妈很容易体重超标，导致生出巨大儿或者难产。因此，越是到孕晚期，越要注意合理饮食，以免体重增长过快。最好能根据体重科学地控制食量。

适量的热能供给：孕晚期孕妈妈活动量有所减少，因此要适当限制脂肪和碳水化合物的摄入量，以免胎宝宝长得过大，增加难产的概率。

晚餐丰富清淡：晚餐食物种类要多，少油盐，既能满足胎宝宝和孕妈妈营养需求，又可以减轻孕妈妈肠胃负担，提高孕妈妈的睡眠质量。

科学加餐：临近分娩，孕妈妈难免会感到紧张甚至恐惧，可以试着通过吃坚果、饼干等零食来缓解压力，将一种美好松弛的感受传递到大脑中枢，减缓内心的焦虑和紧张。

● **根据分娩方式安排饮食**

分娩是一件很消耗体力的事情，因此，越接近预产期，孕妈妈越要保持均衡且规律的饮食。注意，越接近生产，胎宝宝的头会越往骨盆下降，孕妈妈的食欲会逐渐恢复。这时孕妈妈可不能毫无顾忌地吃喝，要控制自己的饮食，少吃脂肪、盐分含量高的食物。

自然分娩：如果无高危妊娠因素，准备自然分娩的话，建议孕妈妈在分娩前吃些容易消化吸收、少渣、可口味鲜的食物，如面条鸡蛋汤、面条排骨汤、牛奶、酸奶、巧克力等，为分娩准备足够的能量。吃不好、睡不好，紧张焦虑等都容易导致孕妈妈疲劳，将可能引起宫缩乏力、难产、产后出血等危险情况。

剖宫产：有人认为剖宫产出血较多，会影响母婴健康，因此在术前孕妈妈要进补人参以增强体力，这种做法是不科学的。人参中含有人参苷，具有强心、兴奋等作用，食用后会使产妇大脑兴奋，影响手术的顺利进行。另外，食用人参后，产妇伤口渗血时间会延长，这有碍于伤口的愈合。准备剖宫产的孕妈妈也要注意，在术前几天不要吃鱿鱼，因为鱿鱼体内含有丰富的有机酸物质——EPA，它能抑制血小板凝集，不利于术后的止血与创口的愈合。

四、孕晚期生活提醒

孕晚期，胜利即将来临。不过胜利的最后关头，总会遭遇一些最后的考验。不少孕妈妈会发现，平静轻松的日子一去不返了，无论是生活还是饮食，抑或是身体，都出现了或多或少的麻烦，有的妈妈甚至产生了临产恐惧。这些问题孕妈妈们该如何应对呢？

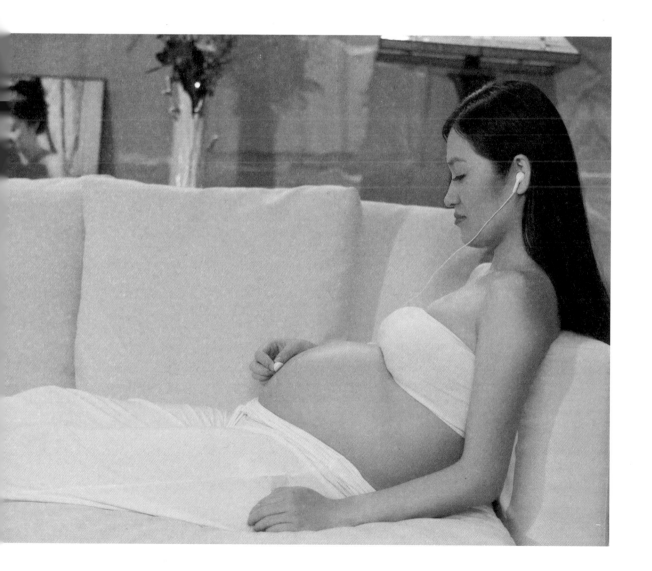

1.宝宝即将来到，孕妈妈要注意落红与子宫收缩情况

孕妈妈越接近生产的时间，就越焦虑紧张。这些紧张多半是因为不知道什么情况下将要生产，或者什么时候该到医院去待产。

其实，要想分辨生产的关键时间点，我们需要获得的第一个信息是落红。当你发现自己落红时，不论人在哪里，都要告诉自己不要慌张。因为正常情况下，此时离真正生产还有很长一段时间。孕妈妈可以先慢慢走动一下，让自己心情安定下来，或者听听舒缓的音乐，慢慢地深呼吸；同时可以将去医院需要用到的各种东西先准备好，例如换洗衣物、个人用品、宝宝用品等。

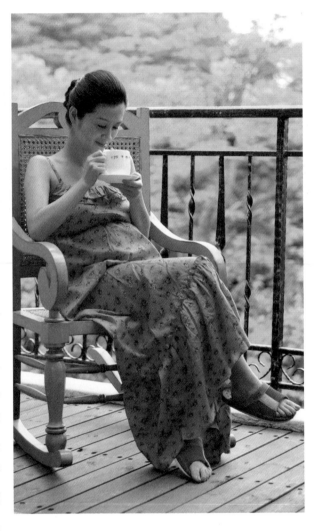

除了保持心情放松，孕妈妈真正要留意的是第一次宫缩的时间，并且记录下来，然后继续留意第二次。这中间可能相隔几十分钟，也可能间隔几个小时，每位孕妈妈的状况不尽相同。这时候，你可以去洗澡、洗头，让自己干干净净、舒舒服服地进产房，或是到附近公园散散步，或是在家里四处走一走。当你的宫缩间隔已经缩短到每5~6分钟一次的时候，恭喜你！你真的要请家人和你一起到医院待产了。

2.轻松迎接宝宝的到来

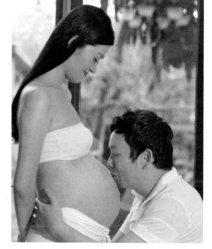

随着宫缩的间隔越来越短，身体越来越需要放松。产妇千万不要不自觉地憋气，记得要进行深呼吸，而且是慢慢地一吸一呼、一吸一呼，让身体的每一寸肌肉都变得轻松柔软。这个深长且温柔的呼吸，也会成为生产时，推送宝宝出生的能量。

如果孕妈妈能忍耐得住宫缩的疼痛，我建议用冥想来度过每一次宫缩，尽量不要打无痛分娩针，能不打就不要打，让宝宝在完全自然的条件下来到这个世界上，这样是最有利于宝宝的。

陪产的家人也有重要的任务，切记不要说出任何激励的字眼，例如"加油""用力"等，因为此时此刻产妇最需要的是放松与喜悦的心情，任何刺激性的字眼都会让已经情绪紧张的产妇更加紧张。情绪紧张，微血管就会收缩，肌肉也就跟着紧绷，这样就可能会让产道打开的过程更困难，或需要更多的时间，甚至可能会发生产道口撕裂。因此，陪产人可以改口说："再努力一下，为了宝宝，放轻松。"产妇的情绪放松，肌肉也会跟着放松，整个生产的过程就会顺利。

张老师提醒：生产前你要知道的事

（1）生产前不要过于紧张，不要一出现落红或是阵痛感就开始惊慌失措。生产前多了解生产的过程，你就会知道这时离真正生产的时间其实还很远。

（2）产房不是战场，而是你迎接宝宝来到这个世界的温馨而圣洁的房间。所以请尽量以轻松的状态和愉悦的心情去迎接宝宝的到来，不要对抗身体的反应，这一切就会都很美好。

（3）其实，如果怀孕过程中身体调理得好，生产时的出血量，其实就跟一次月经出血量差不多。

（4）你可以自主地选择陪产人。建议选择平时情绪平稳，面对突发状况有应变能力的人，这样的人陪在你身边，才能够协助你稳定情绪。

（5）宝宝有自己的方式来到这个世界上。许多不得不剖宫产的状况也经常发生在选择自然生产的产妇身上，所以孕妈妈面对各种状况，都要告诉自己要放松，不要紧张，因为此时此刻，你和宝宝仍旧是紧紧相连的，你的任何情绪起伏，宝宝都感同身受。

五、产检项目提示

到了孕晚期，胎宝宝进入到发育成熟阶段，再过一段时间，胎宝宝就可以出生啦。从第 33 周开始，产检变为每周一次，每次检查的内容没有明显的变化，如测量体重、宫高、腹围、心率、血压、胎心，检查血常规、血尿常规等项目。不同的是，这个阶段要开始做胎心监护了，胎心监护的目的是尽早发现胎宝宝异常，在胎宝宝尚未遭受不可逆性损伤时，采取有效的急救措施，使新生儿及时娩出，避免发生影响其终身的损伤。

—————— 表5-3 孕晚期产检时间和项目一览表 ——————

产检时间	重点检查项目	备注
29~32周： 第五次正式产检	妊娠高血压综合征筛查	排除妊娠高血压的可能，血常规筛查贫血
33~34周： 第六次正式产检	B超评估胎宝宝体重、胎心监护	超声波评估胎宝宝体重，检测胎儿状态
35~36周： 第七次正式产检	阴拭子	检测胎宝宝状态
37周： 第八次正式产检	胎心监护、测胎心率、测量骨盆	决定分娩方式
38~42周： 第九次正式产检	临产检查，超声估计胎宝宝大小和羊水量	评估宫颈条件，随时准备生产；41周以后，考虑催产

29~32周第五次正式产检：妊娠高血压综合征筛查

1. 进行身高、血压预测和分析。

2. 观察是否有下肢水肿。在孕期 28 周以后，医生要为孕妈妈检查是否有水肿现象。

3. 观察孕妈妈体重变化及胎宝宝生长发育情况。

4. 基本检查。测量体重、宫高、腹围、心率、血压、胎心，定期检查尿常规、血常规，做胎心监测等。

33~34周第六次正式产检：评估胎儿体重、胎心监护

到了孕34周，建议做一次详细的超声波检查，以评估胎宝宝当时的体重及发育状况。一旦发现胎宝宝体重不足，孕妈妈就应多补充一些营养素；若发现胎宝宝过重，可能需要重新做妊娠糖尿病筛查，在饮食上就要进行全面评估，以免生出巨大儿，造成难产、产后出血。

基本检查，测量体重、宫高、腹围、心率、血压、胎心，定期检查尿常规、血常规、做胎心监测等。

35~36周第七次正式产检：阴拭子

1.阴拭子。

2.基本检查。测量体重、宫高、腹围、心率、血压、胎心，定期检查尿常规、血常规，做胎心监测等。

37周第八次正式产检：检测胎动、胎心率，测量骨盆

1.检查胎宝宝的体位，检查骨盆各径线有无异常，根据胎宝宝的大小和骨盆径线确认分娩的方式。

2.胎心监护。通过检测胎动和胎心率来反映胎宝宝在母体内的基本情况。

3.基本检查。测量体重、宫高、腹围、心率、血压、胎心，定期检查尿常规、血常规，做胎心监测等。

38~42周第九次正式产检：临产检查

1.定期观察产妇的血压、脉搏、体温的变化，检查宫缩的周期、持续时间以及强度等。

2.观察羊水。

3.宫颈指诊。

六、孕晚期：专业营养师推荐3天餐单

孕晚期母体基础代谢达到最高峰，胎宝宝生长速度也达到最高峰。不少孕妈妈一边为体重增长过多而烦恼，一边又因担心胎宝宝缺少营养而放开大吃。此时为了满足胎宝宝的成长需要，同时为分娩补充体力以及产后哺乳做准备，孕妈妈的体重大约每周需增加250g，要尽量少食多餐，均衡摄取各种营养素。

第一天

进餐	餐单	热量
早餐	紫菜蛋卷200g（220千卡） 红豆粥300ml（186千卡）	406千卡
午餐	香拌金针菇250g（113千卡） 彩椒炒鸭肉250g（393千卡） 冬瓜小排汤300ml（249千卡） 米饭1碗（116千卡）	871千卡
加餐	火龙果200g	102千卡
晚餐	蒜苗炒莴笋250g（100千卡） 彩椒炒牡蛎肉250g（190千卡） 米饭1碗（100千卡）	390千卡
加餐	水果西米露200g	282千卡

紫菜蛋卷

食材：

鸡蛋2个，紫菜25g，葱、盐、食用油各适量。

做法：

1.紫菜洗净；葱切末；鸡蛋打入碗中，加葱花、盐拌匀。

2.开小火，平底锅中倒入适量食用油，将蛋液均匀倒入锅中并摊平，形成一个圆形。

3.鸡蛋煎至两面金黄，盛碗，铺上一层紫菜，将鸡蛋饼卷起，切段即可。

营养功效：

本品可补充蛋白质和碘，补充体力。

每100g热量
110千卡
建议食量
200g

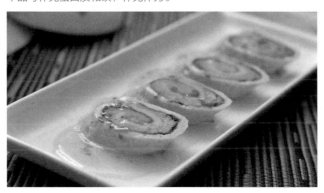

食材选购指南：

把鸡蛋放在耳边摇晃，鲜蛋音实，无晃动感。

紫菜以深紫色、薄而有光泽的较为新鲜。

香拌金针菇

食材：

金针菇100g，黄瓜30g，胡萝卜20g，盐和食用油各少许。

做法：

1.将金针菇洗净，锅中放适量水，煮开后放入金针菇，煮熟后用冷水冲洗后，捞出备用。

2.黄瓜、胡萝卜洗净，切成丝；锅中放适量水，煮开后滴入几滴食用油，放入胡萝卜丝，煮熟后用冷水冲洗，捞出备用。

3.把金针菇、黄瓜丝、胡萝卜丝放入容器中，放入盐，拌匀即可。

营养功效：

本品可降低胆固醇，缓解疲劳。

每100g热量
45千卡
建议食量
250g

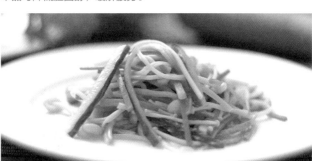

食材选购指南：

金针菇要挑选颜色微黄，无杂色的，如果颜色呈深黄，有可能已经不新鲜了。

彩椒炒鸭肉

食材：

鸭肉180g，黄瓜90g，彩椒30g，盐、水淀粉、葱段、生抽、料酒各适量，食用油、姜片各少许。

做法：

1.洗净的彩椒切小块，洗净的黄瓜去籽切小块，装碗备用。

2.将处理干净的鸭肉去皮，切丁装碗，加水淀粉、生抽、料酒腌渍约15分钟。

3.用油滑锅，放姜片、葱段爆香，倒鸭肉，快速翻炒至变色。

4.淋料酒，放入彩椒、黄瓜，加盐、生抽、水淀粉，翻炒均匀，至食材入味；盛出炒好的菜肴，装盘即可。

营养功效：

本品富含蛋白质、维生素，营养价值高，易于消化吸收，可增强人体抵抗力。

每100g热量
157千卡
建议食量
250g

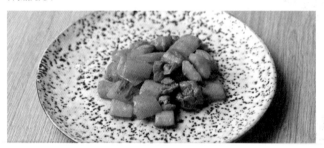

食材选购指南：

新鲜的鸭肉上的脂肪呈淡黄色，如果不新鲜了，鸭肉脂肪的黄色就会变淡，而且肉质发黏。

冬瓜排骨汤

食材：

排骨150g，冬瓜50g，葱、姜、盐各适量。

做法：

1.冬瓜去籽洗净后，带皮切块；姜切片；葱切末。

2.将排骨汆去血水后洗净，砂锅中加清水、排骨、姜片，煮开，撇去浮沫，中火炖1小时左右。

3.下冬瓜，冬瓜熟后，放盐再煮5分钟，撒上葱末即可。

营养功效：

本品可补充维生素和蛋白质，且富含膳食纤维，促进肠胃蠕动，帮助消化吸收。

每100g热量
83千卡
建议食量
300ml

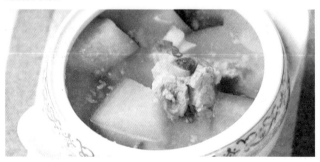

食材选购指南：

新鲜的排骨颜色鲜红，以粉红色为佳，略带腥味，表面有点干或略显湿润而不粘手。如果粘手，则不是新鲜的排骨。

蒜苗炒莴笋

食材：
蒜苗、彩椒各50g，莴笋180g，食用油、盐各少许。

做法：
1.将洗净的蒜苗切成段，彩椒切成丝，莴笋切成条。
2.锅中注水烧开，放入适量食用油、盐，倒入莴笋条，煮至断生，捞出。
3.用油起锅，放入蒜苗，炒香，倒入莴笋条、彩椒丝，翻炒片刻。
4.加入盐，炒匀调味即可。

营养功效：
本品可补充维生素和氨基酸，增强人体免疫力。

每100g热量
40千卡
建议食量
250g

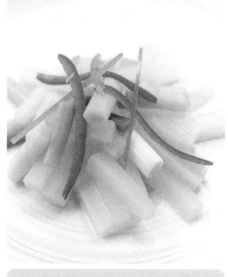

食材选购指南：
买莴笋的时候可挑选皮薄质脆、水分充足、笋条不蔫萎、表面无锈斑的。

彩椒炒牡蛎

食材：
牡蛎肉180g，彩椒40g，姜片、葱段各少许，食用油、盐各适量。

做法：
1.洗好的彩椒切成小块，备用。
2.锅中注水烧开，倒入彩椒、牡蛎肉，拌匀，煮半分钟至其断生，捞出，沥干水分，待用。
3.用油起锅，放入姜片、葱段，爆香；倒入牡蛎肉、彩椒、盐炒匀调味，装入盘中即可。

营养功效：
牡蛎肉中所含丰富的牛磺酸，能促进胎宝宝大脑发育。

每100g热量
76千卡
建议食量
250g

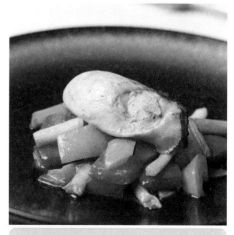

食材选购指南：
牡蛎以壳色泽黑白明显者为佳，去壳之后，牡蛎肉完整丰满，边缘乌黑，有光泽、有弹性。如果牡蛎韧带处泛黄或者发白，则为不新鲜。

第二天

进餐	餐单	热量
早餐	百合莲子粥250ml（133千卡） 玉米发糕100g（235千卡）	368千卡
午餐	清炒番薯叶250g（170千卡） 包菜炒猪心250g（170千卡） 玉米胡萝卜排骨汤300ml（228千卡） 黑米饭1碗（114千卡）	682千卡
加餐	西柚200g	66千卡
晚餐	三丝汤面200g（260千卡） 黑木耳蛋卷250g（200千卡） 双色花菜250g（113千卡）	573千卡
加餐	姜汁炖蛋200g	285千卡

百合莲子粥

食材：

鲜百合50g，莲子30g，大米50g。

做法：

1.莲子去芯，鲜百合去蒂，分别洗净。

2.锅中放适量清水，加入莲子，大火煮至水沸。

3.将大米放入，至再次水沸，将火调小，放入鲜百合与莲子、大米同煮，直至米花散开，焖10分钟左右即可。

营养功效：

本品富含黏液质及维生素，能促进皮肤细胞新陈代谢，有一定美容作用。

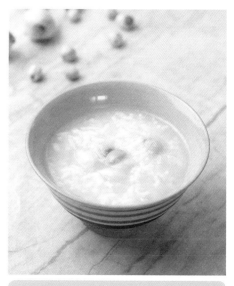

每100g热量
53千卡
建议食量
250ml

食材选购指南：

真正好的莲子呈自然白色，白中带黄，还有一点自然的皱皮。

清炒番薯叶

食材：

番薯叶150g，盐、食用油各少许。

做法：

1.将番薯叶洗净，沥干。

2.炒锅置大火上，下油烧至八成热，放入番薯叶，翻炒几下，加适量盐炒至熟即可。

营养功效：

本品有提高免疫力、止血、降糖、解毒、防治夜盲症等保健功能。

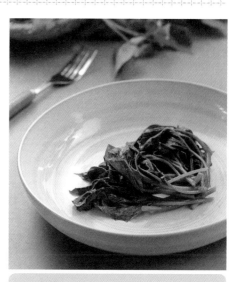

每100g热量
68千卡
建议食量
250g

食材选购指南：

新鲜的番薯叶质地柔细、不苦涩，其嫩叶、叶柄是茎叶中味道最好的部分。

包菜炒猪心

食材：

猪心200g，包菜200g，彩椒50g，蒜片、姜片、盐、食用油各少许。

做法：

1.彩椒洗净切成丝；包菜洗净撕小块；猪心洗净切成片，加盐拌匀，腌渍10分钟。

2.锅中注水烧开，加盐、食用油，放入包菜，煮至七八成熟捞出；再把猪心倒入沸水锅中汆至变色，捞出。

3.起油锅，爆香姜片、蒜片，倒入包菜、猪心、彩椒、盐，炒匀即可。

营养功效：

本品含丰富的维生素，可增强免疫力。

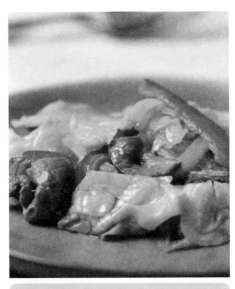

每100g热量
68千卡
建议食量
250g

食材选购指南：

新鲜的猪心为红色或淡红色，脂肪为乳白色或微带红色。

玉米胡萝卜排骨汤

食材：

排骨120g，玉米30g，胡萝卜20g，姜、盐各少许。

做法：

1.胡萝卜削皮，洗净切小块；玉米洗净切小块；姜洗净拍松。

2.排骨洗净后剁成块，用开水汆烫。

3.砂锅内加适量水和排骨块、胡萝卜块、玉米块、姜，煮开后改小火煲2小时。

4.加盐调味即可。

营养功效：

本品含有丰富的维生素E，可延缓衰老、消除疲劳。

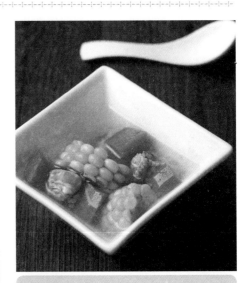

每100g热量
76千卡
建议食量
300ml

食材选购指南：

拿手指按压排骨，如果排骨上的肉能迅速地恢复原状，则肉质比较好。

三丝汤面

食材：
白萝卜100g，土豆1个，胡萝卜1根，面100g，香菜1棵，食用油、盐各适量，葱、姜各少许。

做法：
1.白萝卜、胡萝卜分别洗净切丝，土豆洗净、去皮、切丝。
2.炒锅加入适量油，加入葱、姜爆香，加入白萝卜、胡萝卜翻炒，加入适量水，大火烧开，中火煮5分钟。
3.加入土豆丝和面再煮5分钟，加入盐调味即可。可加一棵香菜做点缀。

营养功效：
本品具有抗衰老、呵护肌肤、保养容颜的功效。

每100g热量
68千卡
建议食量
200g

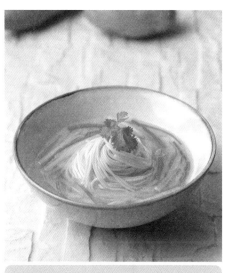

食材选购指南：
白萝卜须如果是直直的，大多情况下是新鲜的；如果白萝卜根须部杂乱无章，分叉多，有可能是糠心白萝卜。

黑木耳蛋卷

食材：
黑木耳50g，胡萝卜30g，鸡蛋2个，盐、食用油各适量。

做法：
1.黑木耳、胡萝卜洗净，切碎；鸡蛋打入碗中，拌匀。
2.鸡蛋液中加黑木耳、胡萝卜碎末，加盐拌匀后，煎锅注油，倒入蛋液。
3.蛋饼熟后，趁热卷起，切块摆盘。

营养功效：
本品有疏通血管、降低胆固醇的作用。

每100g热量
80千卡
建议食量
250g

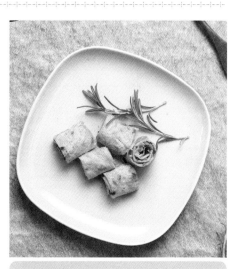

食材选购指南：
市场上出售的黑木耳，质量参差不齐，掺假情况严重。选购时尽量别买散装品，要选有品牌、带包装的。

双色花菜

食材：
花菜80g，西蓝花80g，胡萝卜丝少许，盐少许，素香菇卤汁适量。

做法：
1.在开水中加盐，混匀成盐水备用。
2.花菜、西蓝花分别洗净，切小朵，放入步骤1的盐水中焯热后捞起，放凉备用。
3.砂锅中倒入素香菇卤汁，以大火煮开后，加入步骤2的花菜和西蓝花，转中火焖煮8分钟即可。可加胡萝卜丝做点缀。

营养功效：
本品富含叶酸及维生素，具有很高的营养价值和食疗保健作用。

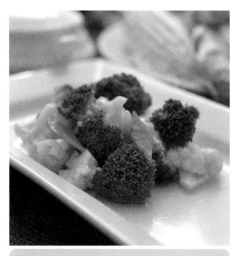

每100g热量
45千卡
建议食量
250g

食材选购指南：
买西蓝花的时候，以花蕾青绿、柔软饱满、中央隆起的为佳。另外，还要注意西蓝花花蕾的完整性。如果西蓝花变成黄色，就已经不新鲜了。

姜汁炖蛋

食材：
生姜2块，鸡蛋2个，盐少许。

做法：
1.生姜洗净打汁，滤出姜末。
2.鸡蛋打散，倒入姜汁，拌匀，倒入适量清水及盐。
3.放入蒸锅蒸熟即可。

营养功效：
本品可发散风寒，和中开胃。

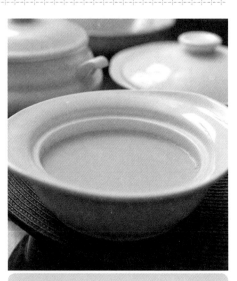

每100g热量
114千卡
建议食量
250g

食材选购指南：
用嘴向鸡蛋壳上哈一口热气，然后用鼻子嗅气味，鲜鸡蛋会有轻微的生石灰味。

第三天

进餐	餐单	热量
早餐	低脂酸奶150g（65千卡） 肉饼1个（430千卡）	495千卡
午餐	香菇酿肉250g（313千卡） 金针菇炒猪肚300g（279千卡） 米饭1碗（116千卡）	708千卡
加餐	椰奶蒸鸡蛋300ml	255千卡
晚餐	无花果瘦肉汤300ml（174千卡） 春色满园250g（150千卡） 糙米饭1碗（147千卡）	471千卡
加餐	猕猴桃1个	60千卡

香菇酿肉

食材：
肉末100g，香菇75g，枸杞子、姜末、食用油各少许，盐、生粉各适量。

做法：
1.将肉末、姜末、盐、生粉倒入碗中调味拌匀，制成肉馅。
2.锅中注水烧开，放入少许盐，倒入洗净的香菇焯水，捞出装碗备用。
3.取香菇，在菌盖的褶皱处抹上生粉。放上肉馅捏紧，摆在蒸盘中，撒上洗净的枸杞子，酿制好。
4.蒸锅上火烧开，放入蒸盘，蒸约8分钟，出锅即可。

营养功效：
本品可促进人体新陈代谢，提高机体适应力。

每100g热量
125千卡
建议食量
200g

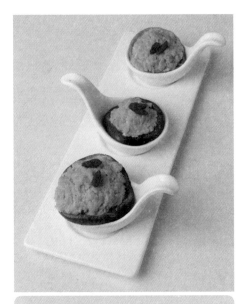

食材选购指南：
优质新鲜香菇菇形圆整，菌盖下卷，菌肉肥厚，菌褶白色整齐，干净干爽。

金针菇炒猪肚

食材：
猪肚150g，金针菇100g，盐、食用油、生抽各适量。

做法：
1.金针菇洗净，切去根部，撕散。
2.锅中注水，大火烧开，倒入猪肚，加盐、生抽，煮沸后，改小火煮约30分钟至熟透，捞出猪肚并切丝，装碗备用。
3.起油锅，放入金针菇、猪肚，炒至熟软。加入盐、生抽，炒至入味，盛出装盘。

营养功效：
本品含有蛋白质、维生素及钙、磷、铁等，具有补脾健胃的功效。

每100g热量
93千卡
建议食量
300g

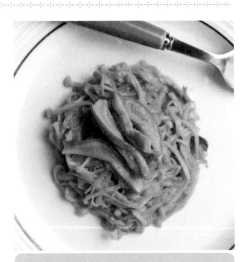

食材选购指南：
新鲜的猪肚富有弹性和光泽，白色中略带浅黄色，黏液多，质地坚而厚实；不新鲜的则白中带青，黏液少，肉质松软。

椰奶蒸鸡蛋

食材：

鸡蛋1个，牛奶150ml，椰子粉（甜）1袋。

做法：

1.椰子粉用牛奶拌匀；鸡蛋打散，把椰奶倒入蛋液中搅匀。

2.蛋奶液过滤，包上保鲜膜，放入蒸锅大火蒸制10分钟即可。

营养功效：

本品含有多种微量元素和丰富的维生素，尤其钾的含量较高，所含热量又相对较低，可帮助孕妈妈控制体重。

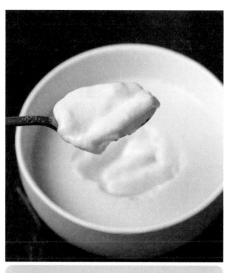

每100g热量
85千卡
建议食量
300ml

食材选购指南：

在选购牛奶时，最好选择品牌知名度高且标识说明完整、详细的产品，特别要注意是否标注了生产日期和保质期。

无花果瘦肉汤

食材：

瘦肉100g，无花果、蜜枣、盐各适量。

做法：

1.瘦肉切块，汆烫片刻，捞出，装碗备用。

2.炖盅内加水烧开，将瘦肉与洗净的无花果、蜜枣放入炖盅内，隔水炖2小时后，加盐拌匀即可。

营养功效：

本品可为人体提供多种必需的氨基酸，具有改善缺铁性贫血，健胃清肠，消肿解毒的功效。

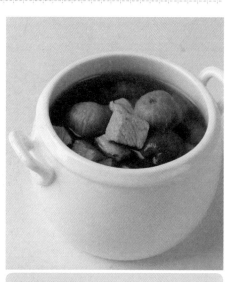

每100g热量
58千卡
建议食量
300ml

食材选购指南：

天然的无花果是采用成熟无花果晒制而成，表皮深黄色，口感很甜，有稍稍的酸味。

春色满园

食材：

鲜虾50g，玉米粒20g，西蓝花50g，豌豆粒少许，盐、水淀粉、胡椒粉、料酒各适量，食用油少许。

做法：

1.鲜虾去头去壳留尾，挑去虾线；洗净后沥干，调入少许料酒、胡椒粉和盐，腌10分钟。

2.西蓝花切小朵；豌豆粒、玉米粒过水焯熟，装碗备用。

3.沸水锅中加入少许油、盐，放入西蓝花，快速焯烫后捞出，装碗备用。

4.锅内注水烧热，放入鲜虾焯熟，捞出备用。

5. 将所有材料放入锅中翻炒，倒入水淀粉快速拌匀后关火，再调入适量盐拌匀即可。

营养功效：

本品营养丰富，搭配均衡，常吃可以调节生理机能，促进新陈代谢。

每100g热量
60千卡
建议食量
250g

食材选购指南：

　　新鲜的虾头尾完整，头尾与身体紧密相连，虾身较挺，有一定的弯曲度；头尾易脱落或分离的则不新鲜；若有异臭味，则为变质虾。

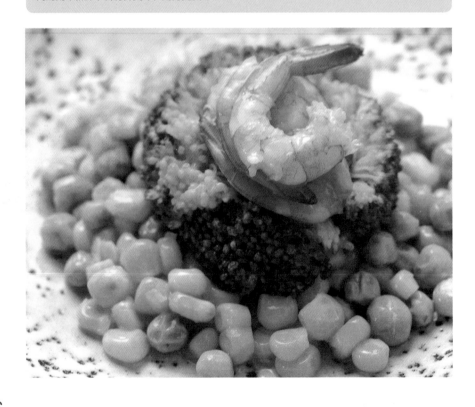

七、孕晚期有氧运动：迎接新生命降临

孕晚期，由于腹部膨大，压迫供给下肢血液的血管，孕妈妈不能随心所欲地运动了，但可以做一些促进血液循环、有助于顺利分娩的体式。这一时期，孕妈妈主要是为分娩做准备，因此要控制好自己的体重和情绪。在最后几周，胎宝宝会变得非常活跃，孕妈妈不要紧张，要从容等待宝宝的降临。

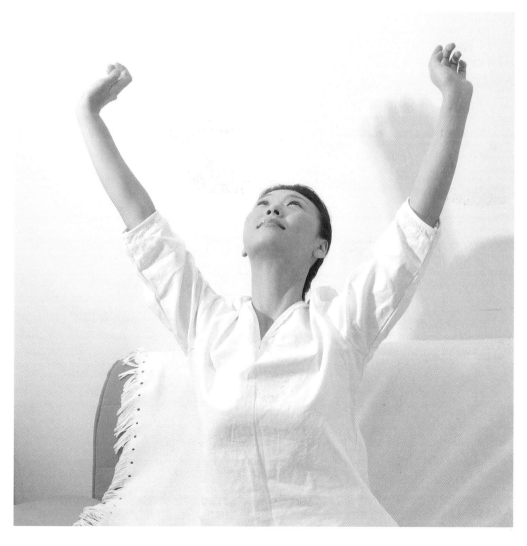

1.控制水肿：喷泉式

孕晚期，由于孕妈妈激素分泌量增加，体内吸收的水分增加，容易导致水肿。喷泉式特别能放松身体，而且对改善下肢水肿有很好的效果。

PLEASE FOLLOW ME

建议练习时间：上午8点、下午3点或晚上7点
方便系数：★★★★
呼吸方式：腹式呼吸
练习次数：2次

功效：

- 帮助内脏器官和胎宝宝在重力压迫的状态中得到放松。
- 减轻静脉曲张和腿部水肿。
- 使身体恢复活力。

练习要诀： 孕妈妈把腿放下的时候，动作要轻柔、缓慢，双手支撑住身体，再慢慢坐起。

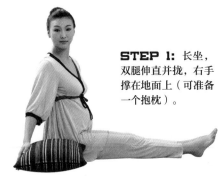

STEP 1： 长坐，双腿伸直并拢，右手撑在地面上（可准备一个抱枕）。

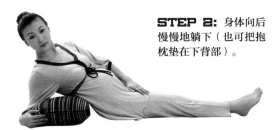

STEP 2： 身体向后慢慢地躺下（也可把抱枕垫在下背部）。

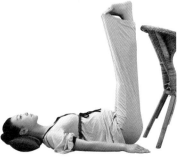

STEP 3： 将双腿抬起，靠向椅子上或墙面。双腿向上伸直，勾起脚尖，保持3~5个深呼吸。

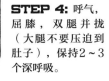

STEP 4： 呼气，屈膝，双腿并拢（大腿不要压迫到肚子），保持2~3个深呼吸。

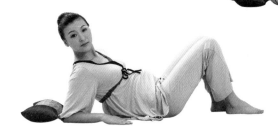

STEP 5： 呼气，屈膝，将双腿还原至地面上，回到初始坐姿，放松。

2.预防感冒：单腿背部伸展式

在练习单腿背部伸展式时，重点不在于是否能够触到脚趾，而在于保持弯身的姿势。这个体式能够很好地伸展脊柱，舒缓精神紧张，增强抵抗力。

PLEASE FOLLOW ME

建议练习时间：上午9点、下午2点或晚上7点
方便系数：★★★
呼吸方式：腹式呼吸
练习次数：2次

功效：

- 增强免疫力，防治感冒。
- 伸展脊柱，保护脊柱神经，增强脊柱的灵活性。
- 促进骨盆区域血液循环，保持子宫的健康，有助于分娩以及产后恢复。
- 强化肝脏和脾脏功能，使双肾、肝脏的活动更加旺盛，缓解胃胀和其他肠胃问题。

> **练习要诀：** 在练习时，以身体感到舒适为宜，不要过分拉伸或挤压到腹部。如果双手不能握住脚掌，让双手贴地，自然伸展即可。

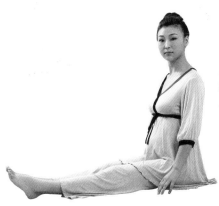

STEP 1： 长坐，双腿并拢伸直，双手自然垂放于身体两侧。

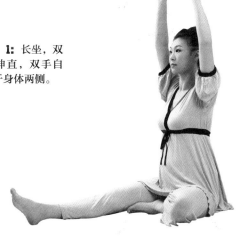

STEP 2： 屈左膝，将左脚放在右大腿内侧（或右膝内侧），吸气，双臂向头上方伸展。

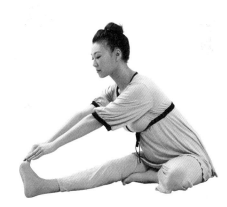

STEP 3： 呼气，手臂带动上半身，向前向下俯身，双手尽可能去抓右脚脚趾。

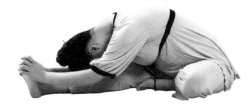

STEP 4： 保持自然的呼吸，俯身向下，让上半身贴近右腿。集中注意力，感觉腰背部肌肉的舒展和放松。然后换左腿继续练习。

3.缓解乳房疼痛：乳房练习

孕妈妈感觉乳房胀痛的时候，不妨做乳房练习，既能扩展乳房、缓解乳房胀痛，又能促进乳汁分泌。

PLEASE FOLLOW ME

建议练习时间：上午8点、下午2点或睡前
方便系数：★★★★★
呼吸方式：腹式呼吸
练习次数：4次

功效：

☐ 缓解乳房胀痛，促进乳汁分泌。

☐ 锻炼乳房肌肉，扩展胸腔，有助于吸入更多新鲜的空气，为胎宝宝提供充足的氧气。

> **练习要诀：** 在练习的过程中，不要弓背。可以在膝盖下方垫一张垫子，以保护膝盖。

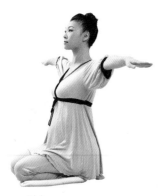

STEP 1： 采取金刚坐姿，保持腰背挺直。两臂向两侧平伸，掌心向下。

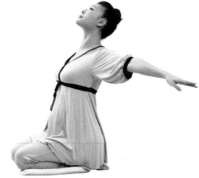

STEP 2： 吸气，肩关节向后放松，将双臂尽量向后张开，抬头挺胸，感觉胸腔的扩张。

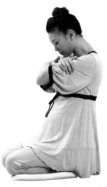

STEP 3： 呼气，低头含胸，双手交叉环抱。

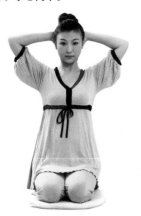

STEP 4： 吸气，抬头回正，双手放于头后，十指交叉。

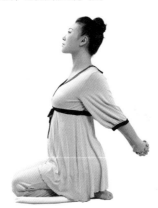

STEP 5： 将双手在背后十指交叉握拳，吸气时，手臂缓缓伸直，挺胸，抬头。

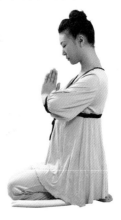

STEP 6： 呼气，松手还原。双手合十于胸前，收下巴，低头，闭上眼睛，深呼吸，彻底放松胸腔。

4.缓解腰背疼痛：仰卧靠墙运动

　　孕晚期，随着胎宝宝体重的增加，孕妈妈的背部和腰部经常会感到酸痛，活动不如之前方便。练习这个体式能很好地舒缓腰背疼痛。

PLEASE FOLLOW ME

建议练习时间：上午8点、下午2点或睡前
方便系数：★★★★
呼吸方式：腹式呼吸
练习次数：4次

功效：

- 有效缓解背部疼痛。
- 放松全身，使身心舒服。
- 打开髋部，促进此区域的血液循环。
- 拉伸大腿内侧肌肉，防止腿部水肿。

> **练习要诀：**练习时间不要超过5分钟。只要感觉不舒服，就要侧身休息。

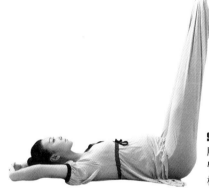

STEP 1: 仰卧，双腿借助墙，向上伸直，臀部贴地，双手臂放松，置于头后方。

STEP 2: 吸气，保持双腿挺直，将腿缓缓地向两侧打开，极限处停留（可以把双手放在大腿处，感觉大腿内侧肌肉的拉伸）。

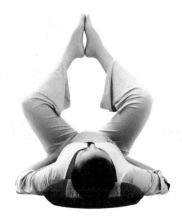

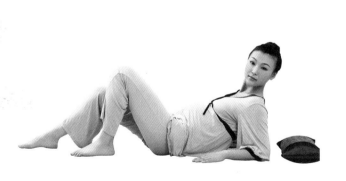

STEP 3: 呼气，弯曲双膝盖，让脚心相对（可靠墙完成），双手搭放在肚子上，感觉大腿和会阴部肌肉的拉伸运动。

STEP 4: 自然呼气，缓缓向下还原双腿，身体向左侧转，侧卧，放松休息。

5.缓解骨盆底疼痛：蹲式

下蹲式对于孕妈妈来说是一个极好的练习，对分娩和产后恢复大有裨益。

PLEASE FOLLOW ME

建议练习时间：上午10点、下午4点或晚上9点
方便系数：★★★★
呼吸方式：腹式呼吸
练习次数：3次

功效：

- 帮助打开胯部。
- 锻炼骨盆底肌肉的弹性，增强其力量，缓解骨盆底疼痛。
- 有助于产后尽快恢复身材。

练习要诀： 在练习的过程中，切记不要屏息，如果感觉吃力就停下来休息。不必蹲得太低，而且蹲下去起身时动作越慢越好，尽量感受大腿用力的感觉。

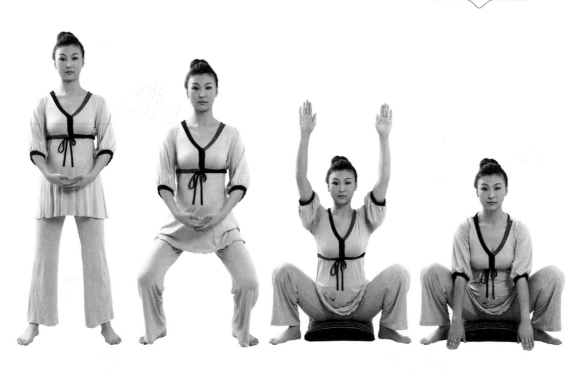

STEP 1: （可面向墙）站立，两腿打开一肩宽，脚尖向外，双手十指交叉放于脐下。

STEP 2: 吸气，伸展脊椎向上。呼气，缓慢地屈膝下蹲（这个时候，孕妈妈也可以用手扶墙，来完成下蹲动作），做马步状。

STEP 3: 深呼吸，继续向下蹲坐，直至坐在地面上（孕妈妈可在臀下放一个抱枕）。

STEP 4: 深呼吸，双手自然下垂，坐立，放松休息。

6.减少产前身体水肿：金字塔式

金字塔式是一个强身效果极为显著的体式，可以促进全身的血液循环，防治肌肉僵硬及由血液运行不畅而引起的身体肿胀。

PLEASE FOLLOW ME

建议练习时间：上午9点或下午3点
方便系数：★★★★
呼吸方式：腹式呼吸
练习次数：2次

功效：

☐ 躯干前倾，可以促进血液循环，缓解产前身体水肿症状，增加脑部血流量，增强脑细胞活力，提高脑部功能。

☐ 通过下压，加强腹部肌肉的力量，按摩腹部器官。

☐ 锻炼腿部肌肉和脚踝，缓解跟腱的僵硬和疼痛，美化腿部线条。

☐ 活动肩胛骨，预防和缓解肩关节炎；改善面部血液循环，使面色红润，皮肤细腻、光滑。

☐ 拉伸脊椎，锻炼坐骨神经。

> **练习要诀：** 在练习的过程中，膝关节不要弯曲；背部保持伸展；身体慢慢下压，保持平衡。

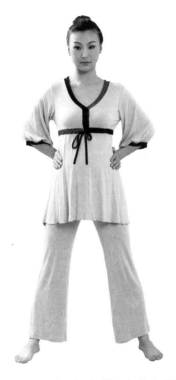

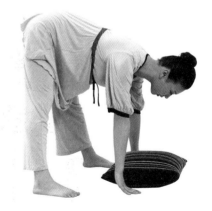

STEP 1: （孕妈妈可放一把椅子或抱枕于身体前）站立，双脚打开大约与肩同宽，双手叉腰，腰背挺直。

STEP 2: 感觉大腿内侧的肌肉和臀部肌肉收紧，以髋骨为折点，缓缓呼气，上半身向前向下俯身，双手放于地面，伸向椅子或抱枕。保持背部的伸展姿势，自然地深呼吸。

7.缓解产前阵痛：坐立休息式

坐立休息式是指双腿像坐角式那样打开，趴在凳子或大抱枕上休息的体式。它能够帮助孕妈妈舒缓阵痛，恢复精力。

PLEASE FOLLOW ME

建议练习时间：早上7点、下午2点或晚上9点
方便系数：★★★★★
呼吸方式：腹式呼吸
练习次数：4次

功效：

🔲 缓解产前阵痛。

🔲 放松全身，使孕妈妈精力旺盛。

🔲 伸展大腿肌肉，放松胯部，有助于减轻坐骨神经痛。

练习要诀：在练习时，双腿打开的幅度以感觉舒适为准，不要勉强。

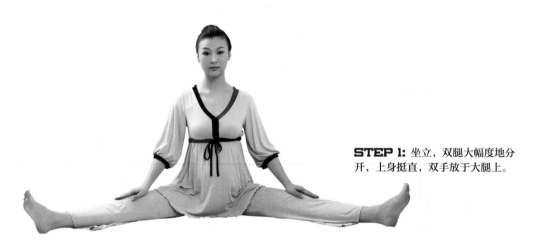

STEP 1： 坐立，双腿大幅度地分开，上身挺直，双手放于大腿上。

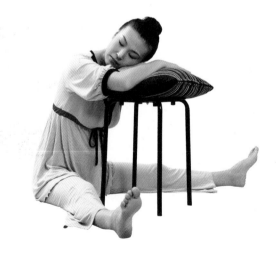

STEP 2： （孕妈妈可放一个凳子于体前）双手放于凳子上，头一侧枕于手背上，闭上眼睛，深呼吸，舒展腰背部，双腿放松。

8.加强骨盆韧带的柔韧性：骨盆倾斜式

两腿放在凳子上的姿势有利于防治静脉曲张和消除腿部水肿，而倾斜骨盆的动作能够加强骨盆韧带的柔韧性，从而有助于分娩。

PLEASE FOLLOW ME

建议练习时间：上午9点、
下午2点或晚上9点
方便系数：★★★★
呼吸方式：腹式呼吸
练习次数：5次

功效：

- 加强骨盆韧带的柔韧性，增强骨盆的可塑性，促进顺利分娩。
- 有效锻炼腰背部肌肉。
- 按摩腹部器官，防治便秘。

> **练习要诀：** 在练习的过程中，集中意识，保持均匀的呼吸。

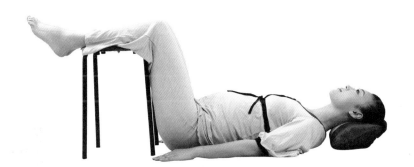

STEP 1： 仰卧，颈部下方放一个软垫，双腿分开与肩同宽，屈膝，将小腿搭放在准备好的凳子上。双手平放在身体两侧，掌心贴地。放松身体，闭上双眼，保持2～3次呼吸，让心态平和下来。

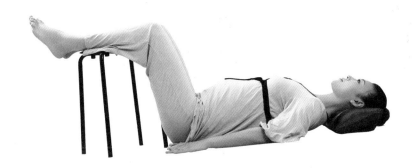

STEP 2： 吸气，双手用力抵住地板，将后腰、后背向上抬起；呼气，收缩腹部，倾斜骨盆。保持均匀的呼吸，然后还原至初始姿势。

9.缩短产程：敬礼式

敬礼式是一个非常有利于生产的体位，能够缩短产程，并且对双肩、双臂、双腿和双膝等处的神经都有益。

PLEASE FOLLOW ME

建议练习时间：早上7点、下午2点或晚上7点
方便系数：★★★★
呼吸方式：腹式呼吸
练习次数：4次

功效：

- 锻炼下腹部的肌肉群，为分娩提供足够的肌肉力量，缩短产程。
- 能够改善孕妈妈的体态。
- 增强孕妈妈的平衡感。
- 伸展颈项，放松双肩。
- 防治和缓解孕期便秘。

> **练习要诀：** 在练习的过程中，双腿充分地打开，有利于身体放松。把意识集中在臀、肩部，感受脊背的拉伸。

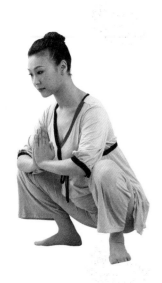

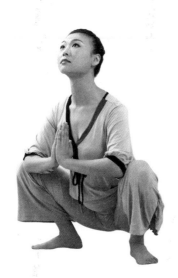

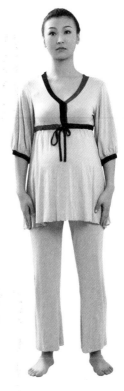

STEP 1: 双腿大幅度分开，屈膝，小心地蹲下，尽量挺直上半身，双手合十于胸前（可以用双肘支撑开膝盖）。

STEP 2: 深深地吸气，呼气时，向后伸展颈项，眼睛向上看，双肘向外推，借此尽量将两腿向外展，拉伸大腿内侧肌肉，停留3~5个深呼吸。

STEP 3: 反复练习数次后，慢慢起身，恢复至基本站姿。

10.减轻分娩疼痛：助产式呼吸

如果掌握了正确的呼吸技巧，在分娩的过程中就能很大程度地消除分娩带来的紧张和恐惧，使整个身体得到放松，从而减轻分娩疼痛。

PLEASE FOLLOW ME

建议练习时间：早上7点、中午2点或睡前
方便系数：★★★★★
呼吸方式：腹式呼吸
练习次数：10次

功效：

- 调节呼吸系统。
- 促进血液循环。
- 改善心肺功能。
- 强健腹部肌肉。

练习要诀： 在练习的过程中，不要咬紧牙齿，舌头保持柔软并自然置于口腔底部。必要时上身盖上毛毯以保持身体的温暖。

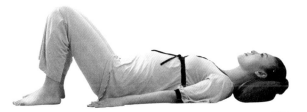

STEP 1: 仰卧平躺，双脚分开，双腿屈膝，双手平放于身体两侧，掌心向下。

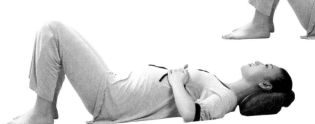

STEP 2: 孕妈妈的双手放于腹部，深深地吸气、呼气，可以感觉到新鲜的氧气正在源源不断地进入你的身体里，胎宝宝正在和你一起深呼吸。此时，要全身放松，不要产生任何紧张感。

STEP 3: 将双手上移至乳房下方肋骨处，深呼吸，去感觉胸腔和肋骨的扩张。

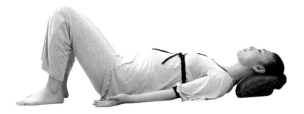

STEP 4: 双手平放于身体两侧，掌心向上摊开。感觉身体的舒适、安逸、放松。闭上眼睛，吸气时，可以感觉到新鲜的空气正充盈整个肺部组织；呼气时，可以将身体的陈气、废气排空、排净。

八、我的体重管理记录

体重值（kg）

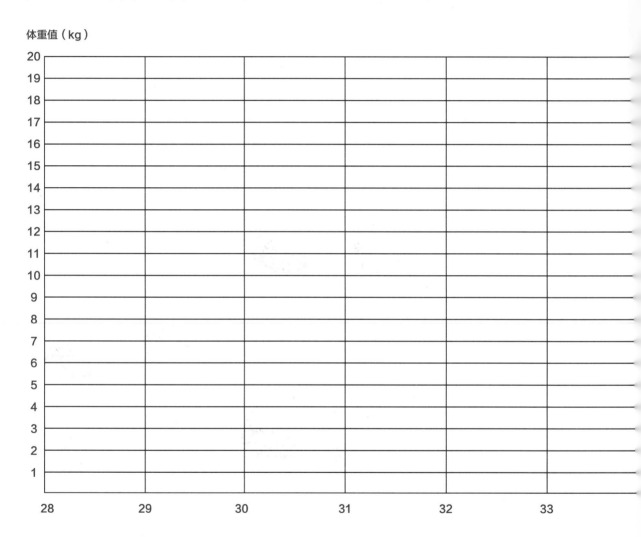

● BMI 在 18 以下，体重增加 6~7kg 为宜；

● BMI 在 18~24 之间，体重增加 6kg 左右为宜；

● BMI 在 24 以上，体重增加 5kg 为宜。

注：体重指数（BMI）= 孕前体重（kg）/ 身高的平方（m²）。

体重值（kg）

						20
						19
						18
						17
						16
						15
						14
						13
						12
						11
						10
						9
						8
						7
						6
						5
						4
						3
						2
						1

35	36	37	38	39	40 孕周

①横轴表示怀孕第 28 周到第 40 周的整个过程。孕晚期增加的体重数最好控制在 6kg 左右。

②纵轴表示增加的体重数（单位：kg）。

③对应着怀孕的周数和增长的重量，在图中标上黑点，并将它们连起来，形成曲线，能了解怀孕期间的体重增长变化情况，并进行相应的调整。

九、张老师独家专栏：为你量身打造的舒缓按摩

经过了一天一个变化的漫长孕期，挺着大肚子的孕妈妈即将卸下重负。但在孕期，孕妈妈的背部与腰部承受的压力比一般人大，难免会有肌肉紧绷的状况出现。所以我在这里为大家介绍了几种腰背部和乳房的舒缓按摩，供孕妈妈学习。

1.腰背部按摩

进行按摩前，先将双手放置在即将被按摩的区域，用掌心的温度来告知你的身体"要开始按摩了"；要结束按摩时，也建议再次将掌心搓热，放在刚刚按摩过的部位上，借着双手掌心的温度来传递信息，作为开始与结束的信号。

● 螺旋往上舒缓

以双手四指指腹分别置于尾椎左右两侧，以螺旋画圈的方式，缓慢地按摩至腰背，重复 3~5 次。

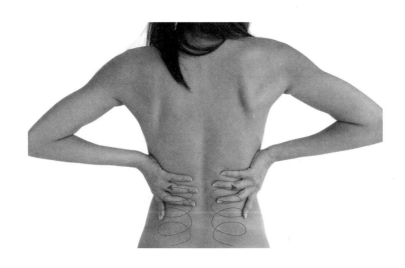

● 揉捏后腰

一样利用你双手四只手
指的指腹，轻轻地揉捏后腰，
这样能舒缓肌肉的紧绷，重
复3~5次。

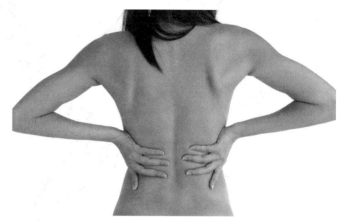

● 四指滑拨尾椎

以双手大拇指的指腹，从尾椎往两
侧平行滑拨，并且由下往上滑拨至后腰，
重复3~5次，可舒缓后腰肌肉。

以上的舒缓按摩，自己就可以进行，
按摩过程中建议使用平常惯用的身体乳
液或按摩油，减少肌肤间的摩擦。过程
中如有任何不适，应立刻停止，并寻求
专业医师的协助。

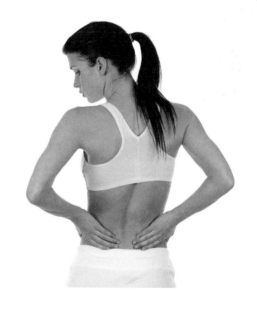

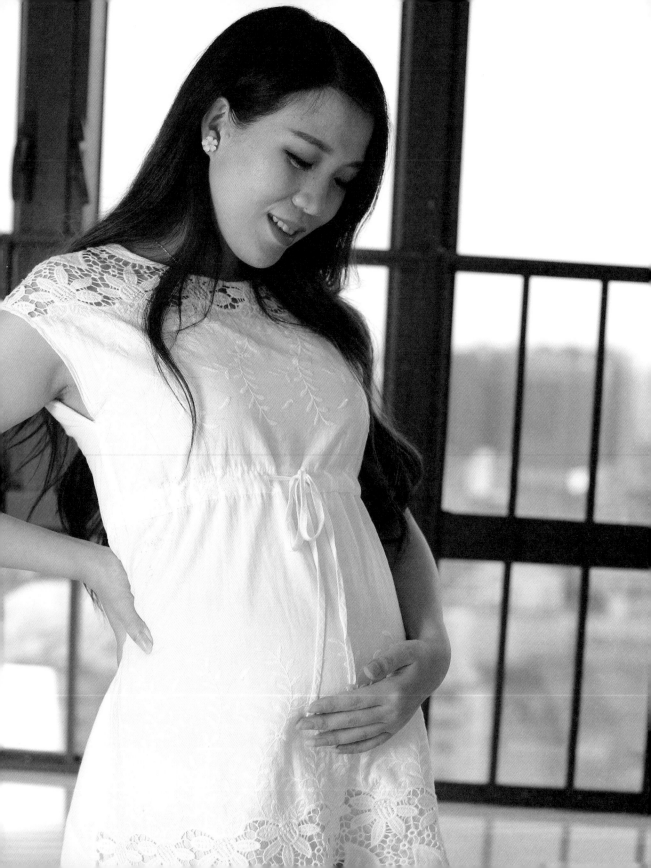

2.乳房按摩

　　这个阶段的乳房按摩，不只是为了避免孕妈妈产生难看的妊娠纹，更是为了疏通乳腺。否则等宝宝出生要哺乳时，可能会出现因乳腺阻塞而致乳汁分泌不畅的问题。

　　开始按摩前，先以热毛巾热敷乳房15分钟。接着，用一只手托住一侧乳房，另一只手的手指并拢，从乳房的外围开始，以乳头为圆心，由外向内，一圈一圈地毯式按压。按压到乳头周围时，又重新回到乳房的最外围，再一次以同样的按压方式按摩乳房，一边按压一边检查是否有小硬块。每一侧乳房，每天需要来回按压3~5次。

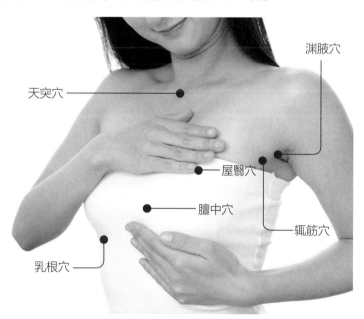

　　如果按压过程中发现小硬块，可以做乳腺B超检查来确认是否有问题。如果只是普通的乳腺增生或纤维瘤，可以通过按摩乳房周来改善。具体方法为：

　　①打圈按摩从天突穴到膻中穴部位，对于重点揉疼点，可重复按摩3~5次。

　　②按摩上乳周轮廓。重点穴位：屋翳穴。

　　③疏通腋下淋巴。重点穴位：辄筋穴、渊腋穴。

　　④按摩下乳周轮廓。重点穴位：乳根穴。

　　注意按摩过程中不要按压乳腺体，避免腺体组织损伤。做乳房按摩的时间最好是在睡前或是洗澡后进行，或者选一天中自己觉得最放松的时段。感受自己的身体变化也是一种乐趣，不妨好好享受这生产前仅存的个人时光吧。

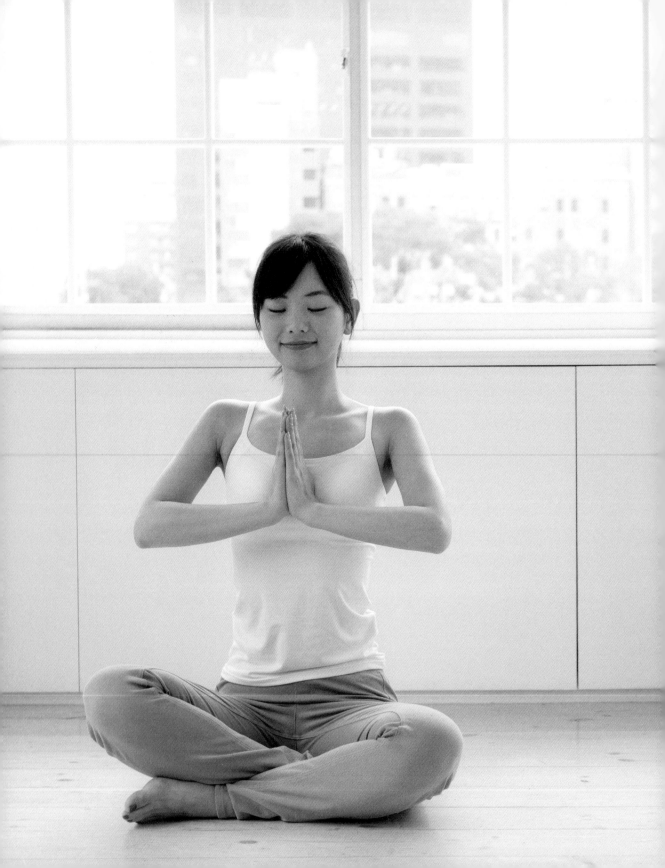

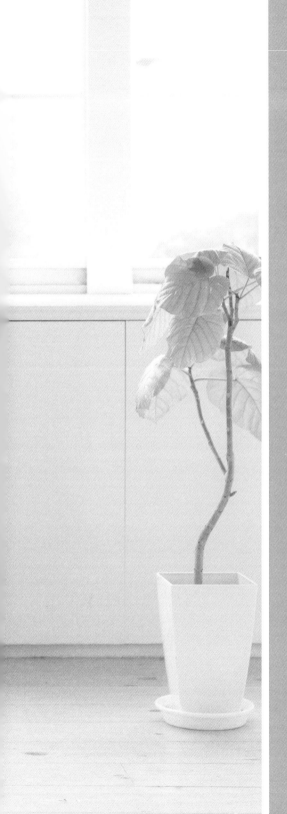

PART 06

产后体重管理，
同样重要

十月怀胎，一朝分娩。

抱着粉嫩嫩的宝贝，新妈妈是多么自豪和欣喜！

此刻是不是早已把控制体重这件事情丢到了九霄云外？

其实即使不是为了完美身材，仅仅出于健康考虑，

产后的体重管理也是非常重要的。

新妈妈如果缺乏自我控制能力，

不妨动员家人监督，或者和其他新妈妈一起互相督促。

那么，现在就开始健康地恢复好身材吧！

一、产后你需要减重吗？

无论怀孕生产的过程有多苦、多痛，都不能阻止女人要成为妈妈的决心，因为宝宝降临的那一刻带来的喜悦和震撼，是什么都无法比拟的，甚至爱美女性一直看重的曼妙身材、轻盈体态，都会在宝宝的甜美笑容里淡忘。

曾有很多人向我咨询，自从生了第一胎，体重就没降下来。不过，反正都已经结婚生孩子了，对身材也就不那么特别在乎了；当然也有不少女性有恢复体重的需求，但是却没有正确的方法，为此苦恼不已。

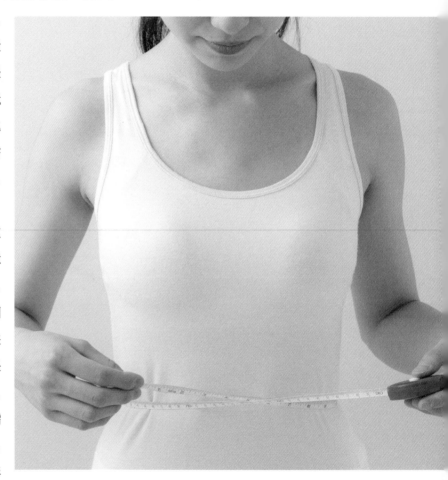

其实很多新妈妈都是这样，怀孕前和怀孕时很在意自己的体重，等宝宝一降生，新妈妈满脑子全是宝宝，因此就忽视了对自己体重的关注。其实产后体重管理也是同样重要的。因为生产后，新妈妈身材走样，腰腹部脂肪堆积，骨盆撑大，腰腹向前。不管是腹部的赘肉还是变形的身体形态，如果不及时加以纠正，很可能会跟随你一辈子。

一般来说，怀孕期间大概要增重 12~13kg，其中 5~6kg 的重量为胎宝宝体重、羊水重量及胎盘重量。因此生产之后，体重可以马上减轻 5~6kg，接下来的一个月身体又会排掉 2~3kg 的水分，剩下的 3~4kg 的重量，大部分为在孕期增加的脂肪重量，即新妈妈净增加的体重，这些重量绝大部分是以脂肪的形式存在身体的各部位。减重的目的就是要把这些多余的脂肪减掉。

研究显示，如果产后 1 年还没有恢复到孕前体重水平，那么新妈妈将有超过 60% 的机会发展为肥胖，而肥胖不仅可造成体态笨重、活动不便以及自卑等心理障碍，还可导致一系列严重的并发症，比如高血压病、糖尿病、血脂紊乱、冠心病、恶性肿瘤等。所以，产后的体重恢复很有必要。

我们还是借助 BMI 指数来看。最标准的 BMI 值为 22，这样的新妈妈比较能远离心血管疾病、慢性疾病的威胁，如果新妈妈觉得 BMI 值为 22 的体重数在外观上仍稍显胖，可乘以 0.9 作为减肥的目标体重。

标准体重：$22 \times$ 身高的平方（m^2）

肥胖度（%）：（实际体重 − 标准体重）÷ 标准体重 ×100%

肥胖度判定标准

	瘦	普通	偏胖	肥胖
肥胖度	<−10%	−10%~10%	10%~20%	>20%
BMI	<18.5	18.5~23.99	24.0~27.99	>28.0

美是女性永不停歇的追求，生产之后，如果迟迟消不去的大肚子看起来仍然像怀孕四五个月的样子，腰上凸起了一团团赘肉，爱美的妈妈不要置若罔闻，因为这不是女人生孩子必须付出的代价，而是女人重新出发，更有韵味的起点。

二、产后6周慢慢调整体重

产后减重很重要，但也不要操之过急，一般情况下，月子期不必马上急着减肥。宝宝出生后的 6 周是新妈妈身体恢复的重要时期，也是宝宝成长非常迅速的时期。哺乳妈妈需要充足的营养来保证身体恢复，并为宝宝提供最好的照顾。这段时间新妈妈的饮食特点最好是营养丰富且易消化，同时，荤素搭配、主食充足，并摄入足够的汤汁水分。

在宝宝出生 6 周后，哺乳妈妈的身体已经基本复原，和宝宝也建立了较为稳定的母乳喂养模式，这时就可以通过健康的饮食习惯来慢慢调整体重了。这个过程有时需要 10 个月到 1 年的时间，最好的减重速度是每周减重 0.5~1kg。因为短时间过快的体重变化，不仅会让身体吃不消，还可能会影响乳汁质量，从而影响宝宝的成长。其实新妈妈要知道的是，坚持母乳喂养就会消耗你大量的能量。

产后减重的常见问题：

减重会不会影响哺乳？

饮食控制和适量运动都不影响母乳喂养。限制卡路里对于乳汁量的分泌也没有明显的影响，也不会影响婴儿发育。

饮食控制和适量运动哪个好？

饮食控制和运动都对体重恢复有帮助，而且效果差不多。不过单纯饮食控制在减脂肪的同时，对于非脂肪组织可能也有影响；而"饮食控制 + 运动"减轻的体重可以仅针对脂肪，而且对心血管系统也有好处。因此，最推荐的方法是"饮食控制 + 适量运动"。

产后减重可以做哪些运动？

建议选择温和的有氧运动方式，如慢跑、走路、瑜珈等。强度上建议每天 30 ~ 45 分钟，每周 4 ~ 5 次。

体重恢复，坚持不下去怎么办？

无论是饮食控制还是适量运动，都需要一定自我控制的能力。如果没有超强的自我控制能力，又没有相应监督的话，很容易给自己找出各种借口，半途而废。

产后如何控制体重

产后要想恢复体重，保持美丽体形，一定要劳逸结合，合理安排膳食，保持膳食平衡；生活要有规律，适当加以锻炼，保持健康的心情，这样既可喂养好宝宝，又可以使生活更加丰富、健康。

● 建立体重管理概念

新妈妈要建立体重管理的概念，怀孕时避免体重增加过多，分娩后通过饮食调整和适量运动，健康地甩掉身上的赘肉，进一步塑造身材。

新妈妈可以依据自己的体重指数制定体重管理计划。若产妇较胖，产后体重以每周减少 0.5kg 为宜；若产妇较瘦，应根据体重指数进行体重增加，以保证母乳喂养及产妇的健康。

另外，建议新妈妈每天称两次体重，最好是早晨一次，晚上一次，并将每天的数据记录下来，还可以把每天吃的食物、数量记录下来，这样更容易清楚地掌握体重的变化情况。

● 亲自哺乳有助瘦身

哺乳可以增加身体能量的消耗，去除一部分体内多余的脂肪，尤其是腹部脂肪，并能帮助子宫复原。坚持母乳喂养，不但有利于宝宝的生长发育，也可预防产后肥胖。母乳喂养可促进乳汁的分泌，促进母体新陈代谢和营养循环，将体内多余的营养成分通过乳汁输送给宝宝，减少皮下脂肪的蓄积。

● 产后尽早开始活动

躺在床上"捂月子"是造成产后肥胖的罪魁祸首。产后适当活动可促进人体新陈代谢，消耗体内过多脂肪和糖分，预防产后的"大肚子"和"水桶腰"。尽早下床活动，特别是早期就开始进行体育锻炼活动，有助于防止产后肥胖。

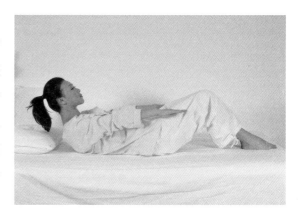

顺产 24 小时后即可下地进行简单的活动，如洗手、洗脸、倒开水等。满月后，随着体力的恢复，应坚持每天做体操、跳健美操等，以加强胸部、腹部及背部肌肉的力量，减少皮下脂肪的堆积。

● 合理膳食

科学、合理地安排饮食，使营养摄入与能量消耗实现动态平衡，这样既能满足产后恢复身体的需要，又能以充足的营养供应宝宝。产后 42 天内不要节食，此时新妈妈的体力还未恢复到孕前的水平，还应保证营养的供给，但同时也不要吃得太多，否则多余的营养就会积存在体内，使体重增加。所以无论是孕期还是产后，科学合理的饮食习惯都是非常重要的。

● 加大运动量，坚持很关键

锻炼是保持健美体形的重要手段。新妈妈可以适量做一些大幅度运动，以加速体内水分和脂肪的分解。比如可以做一些产后瑜伽、产后健身操、产后快走、晚饭后散步、跑步、有氧运动等。要想瘦身成功，坚持才是关键。新妈妈可以把减肥进度情况记录下来，不但可以监督自己要认真运动，还可以检验自己的减肥计划是否有效可行。

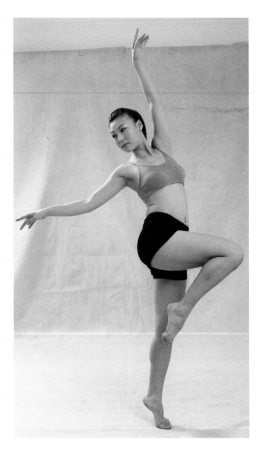

● 放松，不要积累压力

新妈妈产后的心情也很重要。产后正处于一个身体各个器官由旧的平衡转向新的平衡的时期。这时新妈妈要对自己有信心，不要总是心事重重的样子，要开朗，就算有一些不愉快的事情，也要学会放松自己，及时宣泄不好的情绪，这样才能有助于身体的恢复。

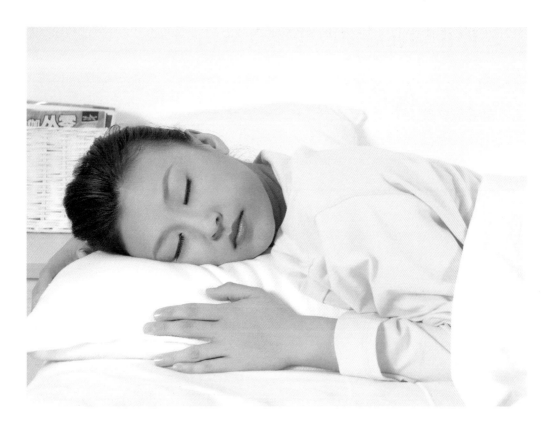

● **作息规律**

规律的生活作息是必需的，即使在家休息也不能晚睡晚起，这样很容易使体重增加。产后夜晚睡8小时，午睡1小时，一天的睡眠时间即可保证。睡眠过多，人体新陈代谢降低，糖分等营养物质会以脂肪形式在体内积聚，从而造成肥胖。产后睡眠也要讲究科学，遵循按时睡眠的作息原则，讲究睡眠环境、姿势等要素，保证睡眠质量。

● **适当做家务**

宝宝断奶后最好还是自己带宝宝，一来跟宝宝增加感情，二来在带宝宝的过程中，自己也在进行运动，可加速消耗体内过多的水分和脂肪。这个时候也要开始做一些家务，因为做家务也是消耗脂肪的好办法，更有利于身体的恢复。

三、停止哺乳后需改变饮食结构

哺乳期为了使乳汁充足和富于营养，许多妈妈十分讲究饮食营养。停止哺乳后，很多新妈妈仍然大吃大喝。原来超过自身需要的营养都可以通过乳汁供应给宝宝，而停止哺乳后多余的营养部分则只能转到自己身上，稍不小心，就可能成为赘肉。因此一旦停止哺乳，要及时调整自己的饮食结构。

停止哺乳后要预防发胖，需调整饮食结构，少吃高脂肪、高胆固醇食物，含糖量高的水果也应限制。少吃多餐，以水果、蔬菜等富含维生素的食物为主，少吃油腻的食物和零食，特别是晚餐，最好做到只吃"七分饱"。有些新妈妈可能习惯了哺乳期的饮食习惯，断奶后难以改变，依然大吃大喝，这样会让身材变得更胖，不利于减肥。

● 以主食为中心，少食多餐

有些妈妈为了控制体重而放弃主食，认为主食热量过高，取而代之，每天用零食来填饱肚子，其实这样更容易使体重增加。另外，产后妈妈要多注意补充维生素和膳食纤维，可以多吃蔬菜和富含膳食纤维的食物，以防止产后便秘的发生。

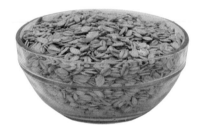

● 不吃油炸等高热量食品

油炸食品不但不健康，而且属于高热量食物，很容易被吸收而转化为脂肪。而脂肪大量堆积的最终结果是导致腹部、大腿等部位的肥胖。

● 不要放肆地吃高糖分、高脂肪食物

很多肉类都带有皮和脂肪，例如鸡皮、鱼皮和肥猪肉等，吃之前记得把这些部分去掉。另外，蛋糕外层和夹层的奶油也最好不吃，如果实在做不到，则尽量少吃。

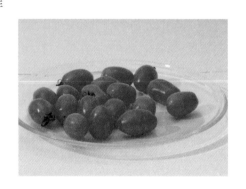

吃面包不要涂黄油、花生酱，可以改用没有脂肪的果酱；喝红茶或咖啡时，避免加糖，可改用低脂鲜奶代替；沙拉酱所含的热量也很高，最好少吃。

吃面时，汤面用的油会比干面和炒面用的相对要少。吃汤面不要加香油、葱油和肉末，也不要把所有汤都喝完；如果习惯吃小菜，选一盘青菜会比卤味更能补充膳食纤维，更有利于控制体重。

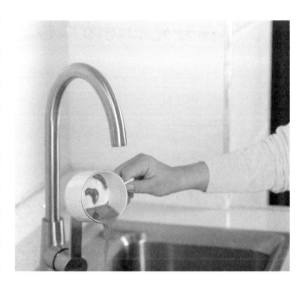

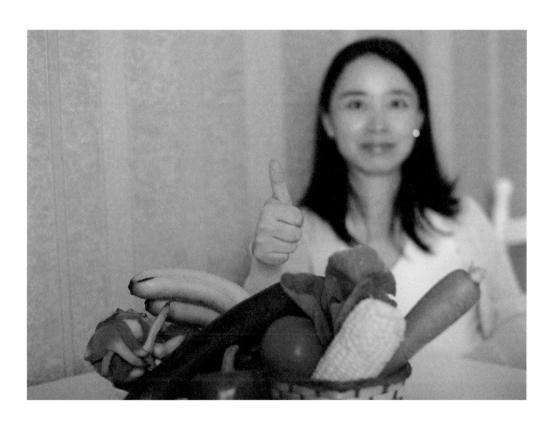

长胎不长肉：
孕期体重
管理全书

四、膳食补充剂在体重控制中的作用

　　膳食补充剂是通过口服，补充含有膳食成分的产品，其中成分包括维生素、矿物质、氨基酸、膳食纤维及其他可以被身体吸收利用的成分。

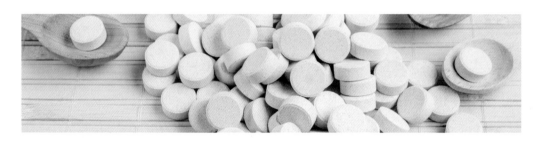

　　对于大多数人，合理均衡的饮食一般能够满足其对大多数营养素的需要，不需依赖膳食补充剂。但对于需要控制体重的人来说，食物摄入量的控制可能会导致相关营养素摄入不足，同时食物中的营养素通过烹调、加工或不适当的储藏又会被破坏或减少，所以这时就需要摄入膳食补充剂来补充身体所需营养素。

　　很多膳食补充剂是在不增加热量摄入和不损害健康的情况下，为身体供给足够的营养素，并且能帮助减少脂肪而不丢失肌肉，改善身体代谢能力等。比如食物中维生素和矿物质含量不足，可以服用复合维生素及矿物质补充剂；如果日常饮食中摄入奶制品及动物食品不足，则需要额外服用钙、铁、维生素 B_{12} 和维生素 D 补充剂。

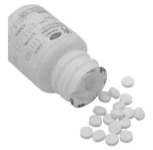

> **温馨提示：**
> 　　膳食补充剂不能替代食物，那些认为自己在日常膳食中摄入营养素不足的人把摄取维生素、矿物质、氨基酸等补充剂作为一种"膳食保险"的做法是不可取的。因为大剂量摄入某些营养补充剂，可能会在人体产生毒性。比如维生素A、维生素D、维生素K，摄入过多会对身体造成不良影响。

对于服用膳食补充剂，要以平衡膳食为基础，根据自身需要，按照合理剂量服用复合维生素和矿物质补充剂，补充膳食摄入营养素的不足并预防某些慢性疾病的发生。对于健康人的营养来源，均衡饮食永远放在第一位。通过膳食选择达到膳食的平衡，达到营养的需求，这才是均衡营养的最高境界。

● **服用膳食补充剂的注意事项：**

绝大部分的维生素（特别是脂溶性维生素）和矿物质类营养品（复合维生素、钙片等），为了使营养素在肠中停留较久的时间，以增加吸收的效率，最好在饭后服用或者佐餐。

最好将营养补充品和药品分开服用，至少间隔30分钟到1小时；钙片一般剂量较大，可以分两份，分别在中午和晚上服用。

铁剂于空腹时服用效果较佳，但如果出现恶心症状，可改为与食物一起服用；锌剂适合与食物一起摄取，不过须注意的是，如果摄取的食物不够，可能会引起恶心症状。

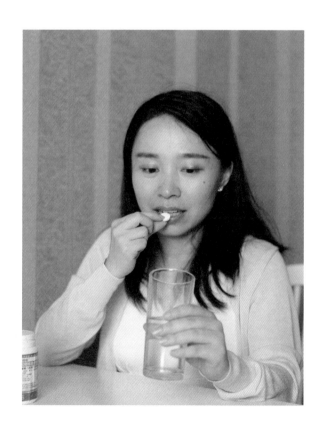

五、产后有氧运动：做一个曲线傲人的时尚辣妈

　　让有氧运动拉开新妈妈美丽与健康的序幕吧！除了产褥期需要特别注意之外，在其他时期，新妈妈尽可放心地进行一切适合自己的有氧运动。在此，我极力推荐一些效果好又没有特殊要求、简便易行的有氧运动给新妈妈，如跳绳、有氧操、瑜伽等。

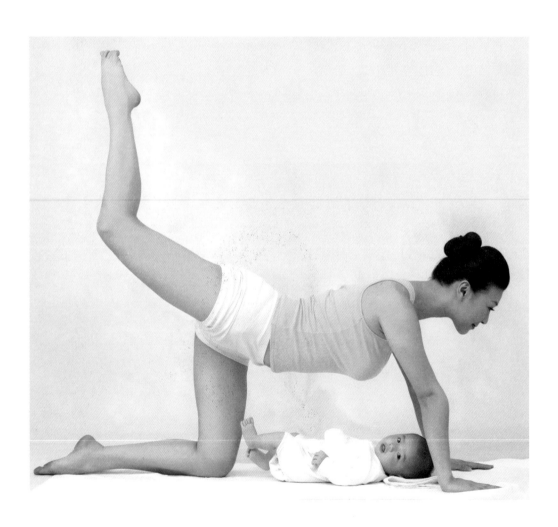

1.健身三原则

在进行有氧运动之前，新妈妈必须了解产后运动应坚持的三个原则。

（1）避免剧烈运动。产后为了快速瘦身而进行激烈的运动，不仅容易造成疲劳，还会损害健康，例如很可能影响子宫的复旧并引起出血，严重时还会使生产时的手术创面或外阴切口再次遭受损伤。切记运动前的热身运动与运动后的放松不能少，否则容易造成运动损伤。

（2）选择轻、中等强度的有氧运动和低强度的力量训练，并做到持之以恒，这样有利于减重，并能有效防止减重后体重出现反弹。

（3）产后运动应循序渐进。如能坚持在分娩后进行 5 个月左右必要的身体锻炼，不仅对体质的增强以及形体的恢复有益，还可以将全身的肌肉练得结实，消除腹部、臀部、大腿等处多余的脂肪，恢复怀孕前的健美身姿。

2.哑铃操

哑铃操不仅能够帮助解决运动量不足的问题，其提高人体基础代谢、燃烧肌肉中脂肪的效果更是其他运动无可比拟的。人体最能燃烧能量的部位，便是心脏和肌肉。其中，肌肉又是人体内最多的组织，所以只有锻炼肌肉，才可以减轻体重和减少体内脂肪，达到最理想的减肥塑身效果。

哑铃操的适应人群很广，产褥期后，新妈妈可以放心地练习。由于两只哑铃是完全独立的，妈妈在做哑铃操时，身体为了保持平衡和稳定性，会动用所有可能参与的肌肉，包括所有细小的协助肌和稳定肌，从而能提高妈妈的协调性和控制力，也会使妈妈的身材更凹凸有致、更有气质。哑铃操对全身各部位都有很好的减脂塑形的效果，特别能够锻炼手臂、双肩和背部，还可以拉长肌肉。只要坚持锻炼，2 个月就能看到可喜的效果。如果身体肌肉出现两边不对称的情况，还可以做一些单侧训练进行调整。

3.跳绳

跳绳是一种非常安全，并且十分有效的有氧运动。它除了拥有运动的一般益处外，更有很多独特的优点。跳绳每半小时消耗热量 400 千卡，它对上下肢肌肉，如肱二头肌、股四头肌、小臂肌、外展肌、胸肌、背肌、臀肌等，都有极好的锻炼效果，对锻炼心肺系统等各脏器功能、增强身体协调性、重塑体态、减肥等都有相当大的帮助，是一项老少皆宜的运动。

跳绳简单易学，只需要一小块空地就可以锻炼。跳绳能在短短几分钟内增强心率和呼吸频率，能在短时间内提高身体的灵活度，从而有效地减轻体重。新妈妈不管是在家里还是在户外，都可以随时进行。

研究表明，跳绳对心脏功能有良好的促进作用，它可以让血液获得更多的氧气，使心血管系统保持强壮和健康。另外，跳绳的减肥作用也十分显著，它可以使全身肌肉结实，消除臀部和大腿上的多余脂肪，并能增强动作敏捷度、稳定身体重心。

正确动作演示：站立，腰背挺直，双脚并拢，握绳预备。夹肘甩绳，双脚跳动。落地时，注意保持双膝弯曲。

注意事项：跳绳前要先让足部、腿部、腕部、踝部得到充分的活动，跳绳后则可以进行一些放松活动。跳绳时膝盖应微微弯曲，以此减少膝盖、脚踝与地面接触时的冲击力。练习时，目视前方，身体的重心要放在前脚掌上。跳绳时要用前脚掌来起跳和落地，千万不要用全脚或脚跟落地，以免让脑部受到震动。

4.产后瑜伽

产后的瑜伽练习，对新妈妈恢复元气、瘦身塑形等都大有裨益。

瑜伽帮你全面恢复体能。怀孕期间，孕妇体能下降，产后往往会感到身体四肢疲乏、精神不振。在身体状况允许的条件下以及医生的指导下，尽早开始进行瑜伽运动，能很

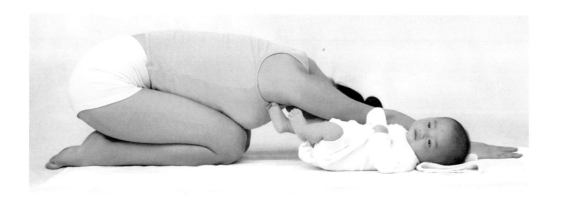

好地恢复体能。

　　瑜伽帮你恢复玲珑好身段。产后纤体瑜伽能够改善血液循环、恢复皮肤张力、减少脂肪堆积、促进出汗和排毒，有很好的塑形美体效果。但因为产后体内各关节组织较松弛，所以运动量需缓慢增加，而且要遵从教练的指导，避免受伤。

　　瑜伽帮你提高身体功能。一些新妈妈由于在怀孕期间运动较少而致使肌肉组织中的脂肪含量过多，这有可能导致肌肉力量减弱、关节组织松弛、妊娠高血压和糖尿病的出现。产后骨盆韧带的排列出现混乱，腹部以及骨盆肌群的功能严重减退，盆腔内的器官位置发生改变，严重者可能会导致子宫后倾、脱垂以及尿失禁等现象。所谓提高机体功能，就是通过减少肌肉组织中的脂肪和恢复骨盆韧带的正常排列，以加强单位肌肉的力量。坚持练习瑜伽，即可达到此目的。

　　瑜伽帮你维持腹部以及骨盆底肌肉的张力。产后腹部肌肉组织松弛且张力变弱，适度的瑜伽训练可以加速恢复、强健腹部以及骨盆底肌肉力量，促进盆腔的血液循环，增加骨盆内器官的支撑力量，从而预防压迫性尿失禁的发生。

　　瑜伽帮你强健会阴肌肉、保养子宫。瑜伽动作与呼吸法呼吸配合，能够收缩产后松弛的盆底肌肉群，预防阴道松弛，恢复和保持产道弹性，增加性趣。此外，产后坚持练习瑜伽，还可以促进子宫收缩，预防子宫和膀胱下坠，尽早让子宫恢复正常位置。

　　瑜伽帮你改善不良体态。新妈妈产后因为经常抱宝宝，使重心前移，容易引发颈、肩、背酸痛。练习瑜伽能矫正不良姿势，让新妈妈在日常生活中避免过度弯曲颈椎和脊椎，缓解产后腰酸背痛。

瑜伽帮你强化手臂肌肉的力量。新妈妈要常常抱宝宝，所以需要很好的臂力。如果臂力不足，会造成肌腱拉伤。而瑜伽练习能够帮你拉伸手臂肌肉，并且可以增强手臂力量，让你即便是抱着宝宝散步也不会觉得累。

瑜伽帮你净化心灵。照顾宝宝与处理家里的繁杂琐事容易让初为人母的新妈妈感到焦虑、烦躁。瑜伽能让人心平气和，既能缓解新妈妈的焦躁情绪，又能降低患上产后忧郁症的可能性。

要注意的是，自然分娩的新妈妈与剖宫产的新妈妈因为生产方式不同，产后恢复情况也不一样。新妈妈要根据自己的身体状况决定练习的强度，才能达到更好的恢复身材、增强体能的效果。

5.产后有氧操

有了小宝宝之后，妈妈的时间已经不是完全属于自己的了。没有整段时间锻炼怎么办？没有关系，随时随地都可以进行的有氧操就是为新妈妈而设计的。在做产后有氧操的时候，妈妈要根据自己的身体状况量力而行，动作要柔和。

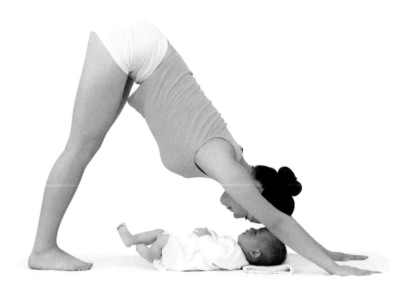

L**♥**VE 爱

健康
觉醒

早 间 加 油 站

morning love

● 爱健康，爱自己
● 每天早上，为身体和心灵加油！

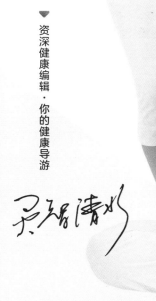

资深健康编辑·你的健康导游

加入微课堂，
请扫上方二维码

读者售后服务专区

亲爱的读者朋友们，感恩您与本书相遇。营养学，是入门容易精通难的学科，为了加强沟通与交流，更方便您理解书中营养知识和营养技术的运用，本书作者为您准备了几项增值服务：

■ 服务一　免费学习孕期管理微课堂

扫描右边二维码，
即可链接到知行健营养学院。
为本书专门开通的"孕期体重管理系列公益微课"，让您可以足不出户就能享受数十位专家的服务。

■ 服务二　作者面对面答疑解惑

扫描右边二维码，
加入本书作者张钰仟老师的QQ群，
与知行健营养学院的专家讲师一起互动，
可以为您答疑解惑。

■ 服务三　您买书，我报销，加送好礼！

报名学习知行健营养学院的小儿推拿课程，
就可以报销购买本书的费用哦！

操作方法：

扫上边二维码进QQ群，向群主发一张自己和本书的合照，群主将以发红包的方式返现给您本书的全额书款，并快递给您加送的所有礼品，且承担所有礼品的质量及售后服务。

并加送：
- 德友园牌复合益生菌1盒
- 科颜医疗运动内衣1件

读者售后服务专区

亲爱的读者朋友们，感恩您与本书相遇。营养学，是入门容易精通难的学科，为了加强沟通与交流，更方便您理解书中营养知识和营养技术的运用，本书作者为您准备了几项增值服务：

■ **服务一　免费学习孕期管理微课堂**
扫描右边二维码，
即可链接到知行健营养学院。
为本书专门开通的"孕期体重管理系列公益微课"，让您可以足不出户就能享受数十位专家的服务。

■ **服务二　作者面对面答疑解惑**
扫描右边二维码，
加入本书作者张钰仟老师的QQ群，
与知行健营养学院的专家讲师一起互动，
可以为您答疑解惑。

■ **服务三　您买书，我报销，加送好礼！**
报名学习知行健营养学院的小儿推拿课程，
就可以报销购买本书的费用哦！

操作方法：
扫上边二维码进QQ群，向群主发一张自己和本书的合照，群主将以发红包的方式返现给您本书的全额书款，并快递给您加送的所有礼品，且承担所有礼品的质量及售后服务。

并加送：
● 德友园牌复合益生菌1盒
● 科颜医疗运动内衣1件

六、产后瘦身瑜伽，让你从头瘦到脚

　　原本体态苗条、风姿绰约的你，妊娠分娩后，身材逐步变得臃肿。一方面为了保证乳汁充盈而不敢轻易地减肥，另一方面对着镜子里的那个肥胖的自己又不停地摇头感慨。有没有一种两全其美的方法，既能满足哺乳中宝宝的营养需求，又能快速地恢复产前的窈窕身材呢？当然有，这就是练习瑜伽！本节为你介绍一些对产后形体恢复十分有效的瑜伽体位法，以帮助新妈妈重塑孕前前凸后翘的"S"形曲线。

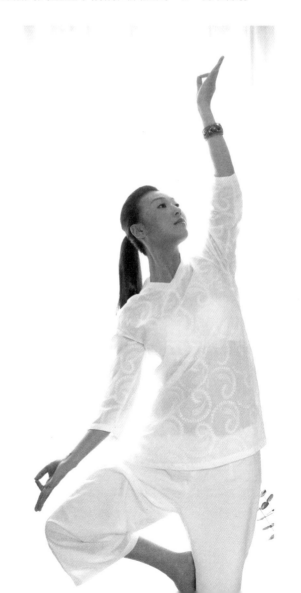

1.消除表情纹：面部瑜伽

面部紧缩式是与面部伸展式相反的练习。缩紧五官能够促进面部的血液循环，从而使肌肤充满弹性、光滑紧致。剖宫产妈妈也可以练习此式。

PLEASE FOLLOW ME

建议练习时间：上午8点、下午2点或晚上9点
方便系数：★★★★★
呼吸方式：腹式呼吸
练习次数：5次

功效：

- 促进面部血液循环，放松面部肌肉，消除表情纹。
- 增强面部肌肉力量，让面部紧实、更有弹性

> **练习要诀：** 在练习的过程中，尽量张大嘴巴，尽量缩紧五官。感觉脸部肌肉紧绷，效果会更好。另外，坚持练习，才会有好的效果。

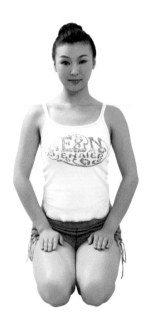 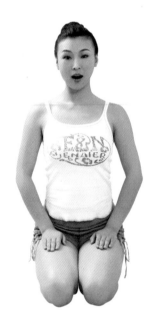 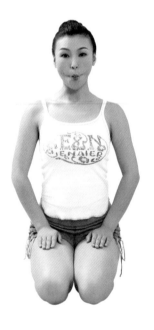

STEP 1： 以舒适的坐姿坐好。

STEP 2： 像在咀嚼食物那样活动下颌。然后张大嘴巴，达到自己的极限，感觉眉毛、嘴唇、脸颊、下巴和脖子都伸展到极限。保持3～5个深呼吸，然后放松，重复5次。

STEP 3： 用力将两腮部向内吸，保持3～5个深呼吸，然后放松，重复5次。

2.让面色红润健康：*铲斗式*

练习铲斗式不仅能够向面部供应充足的血液，还有助于增强腹部器官的活力，增加消化液的分泌量。

PLEASE FOLLOW ME

建议练习时间：上午9点、下午2点或晚上9点
方便系数：★★★★
呼吸方式：腹式呼吸
练习次数：4次

功效：

- 促进面部和头部血液循环，改善面部水肿、松弛的状况，使面色红润、头脑清醒。
- 伸展背部、胯部以及腘窝旁肌腱肌肉。
- 增强腹部器官功能，消除腹部鼓胀感和胃部疾患，促进消化。
- 调整椎间盘位置，刺激脊柱神经，消除疲劳。

> **练习要诀**：在练习时颈部要放松低垂，不要绷紧上抬，否则易造成颈部损伤。患有眩晕症或高血压的新妈妈，最好不要练习此体式，否则会加重病情，从而影响健康。

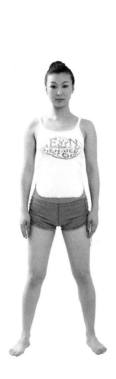

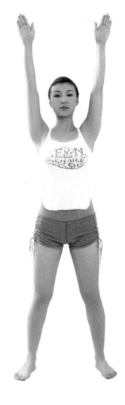

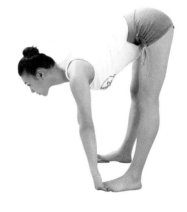

STEP 1： 站立，双脚分开一肩宽，双臂自然垂于身体两侧。

STEP 2： 吸气，双臂高举过头顶，肘部伸直。

STEP 3： 呼气，以髋骨为折点，手臂带动上身向前向下俯身，双手掌心向上，放在双脚脚板下。吸气，尽量将头部抬起，保持3～5个深呼吸。呼气，低头放松，身体还原至初始姿势。

3.放松颈肩肌肉：颈部瑜伽

颈部瑜伽可以充分地拉伸颈部，缓解脖颈和肩膀的僵硬，有效放松颈肩肌肉。剖宫产妈妈也可以练习此式。

PLEASE FOLLOW ME

建议练习时间：早上7点、上午10点或下午4点
方便系数：★★★★★
呼吸方式：腹式呼吸
练习次数：5次

功效：

- 有效消除颈部和肩膀上部肌肉的紧张感，放松颈肩肌肉。
- 减少颈部皱纹以及缓解颈肩酸痛。

练习要诀： 在练习过程中，动作要缓慢而轻柔，不要使颈部肌肉过于用力而产生疲劳感。

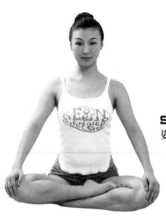

STEP 1: 以舒适坐姿坐好。

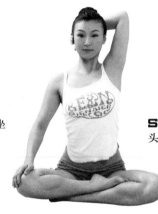

STEP 2: 吸气，左手从头后抓右耳。

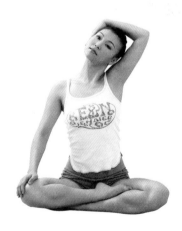

STEP 3: 呼气，左手下压，右耳贴近右肩；吸气，抬头回正，重复练习5次。

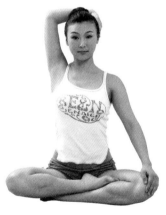

STEP 4: 吸气，抬起右手，从头后方抓左耳。

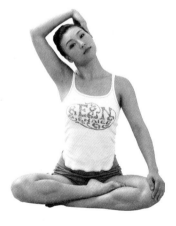

STEP 5: 呼气，右手下压，左耳贴近左肩；吸气，抬头回正，重复练习5次。

4.消除颈纹：简易脊柱扭转式

瑜伽自然疗法中，80%的体式都是围绕脊椎进行的。简易脊柱扭转式能在最大范围内活动脊椎和背部肌肉群。剖宫产妈妈也可以练习此式。

PLEASE FOLLOW ME

建议练习时间：上午9点
或下午3点
方便系数： ★★★★
呼吸方式： 腹式呼吸
练习次数： 4次

功效：

- 颈部肌肉得到加强和伸展，有助于减少、淡化颈纹。
- 使脊柱更加柔韧，防止背痛和腰部风湿痛，缓痛髋关节的疼痛。
- 活动肩关节，使肩部运动变得更为自如。
- 强化腹部器官功能，改善消化功能。

> **练习要诀：** 在练习的过程中，重心要放在手部和脚部。由脊椎的底端开始扭转时，注意腹部和肌肉的伸展，看看每次扭转能否比上一次再多转一点角度。

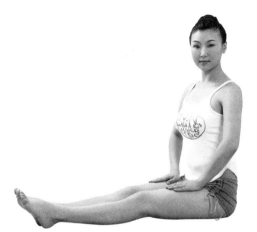

STEP 1： 长坐，双腿向前伸直，保持腰背挺直，双手放在大腿上，目视前方。

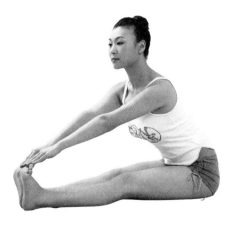

STEP 2： 吸气，身体前倾，双手分别抓住双脚大脚趾。

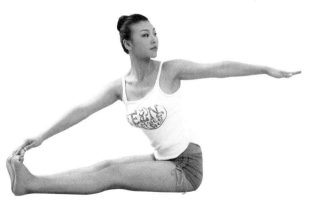

STEP 3： 呼气，左手手臂带动上身向左后方扭转，直至两手臂在一条直线上，并平行于地面，眼睛看向手指延伸的方向。保持3～5个深呼吸后，再换另一边练习。

5.放松两肩：手臂拉伸式

手臂拉伸式能够锻炼平时不容易活动到的手臂后侧方肌肉，还能够牵拉肩膀、舒展双肩。剖宫产妈妈也可以练习此式。

PLEASE FOLLOW ME

建议练习时间：上午8点
或下午4点

方便系数：★★★★

呼吸方式：腹式呼吸

练习次数：6次

功效：

☐ 牵拉肩膀，可以增强肩关节、肘关节和腕关节的灵活性。

☐ 拉伸手臂后侧方肌肉，消除手臂赘肉；锻炼手臂肌肉，美化手臂线条。

练习要诀： 坚持练习，直到双手感觉酸痛为止。

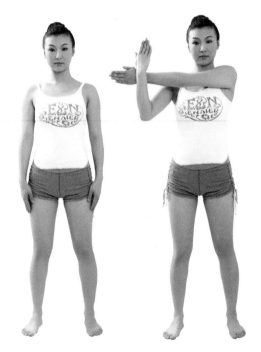
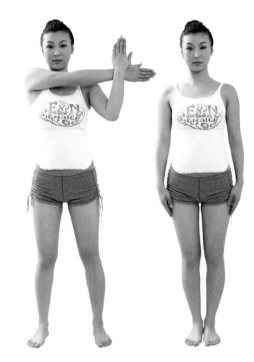

STEP 1: 站姿，双腿打开与肩同宽，腰背挺直，目视前方，双臂自然垂放于身体两侧。

STEP 2: 双手手腕交叉，吸气，弯曲右肘，右手手腕用力向右侧拉伸左手手臂；呼气时，感觉右手臂肌肉的拉伸。

STEP 3: 换方向进行重复练习。

STEP 4: 自然呼吸，放松，还原至基本站姿。

6.打造迷人锁骨：三角扭转式

三角扭转式是为数不多的、脊骨向双侧而不是向前或向后弯曲的瑜伽体式之一，它能让背椎充分侧弯，躯干和双腿充分伸展，增强其柔韧性。

PLEASE FOLLOW ME

建议练习时间：上午9点
或下午2点
方便系数：★★★
呼吸方式：腹式呼吸
练习次数：3次

功效：

▢ 颈肩肌肉得到充分的拉伸，有效地塑造性感的锁骨。

▢ 弯腰到极限能极大地消耗腰部热量，能够充分调动腰部区域的肌肉，燃烧腰部脂肪，消除赘肉。

▢ 能让脊柱和骨盆复原，矫正骨盆自身歪斜状态；充分地活动腰背不常运动的肌肉群，能美化收紧后背线条。

▢ 舒展双腿，有效消除大腿的水肿与赘肉，美化腿部线条。

> **练习要诀：** 当向侧边弯腰时，不要同时向前弯曲腰部以上的躯干，不要向前或向后倾斜。头部、颈部与脊柱要保持一条直线，颈部要有控制地伸展。

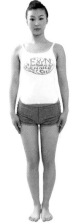

STEP 1： 站立，双脚并拢，双臂自然垂于体侧，掌心向内，腰背挺直，目视前方。

STEP 2： 双腿向左右大幅度分开，约两肩宽，脚尖略朝外。吸气，双臂侧平举，与肩膀呈一条直线，膝部绷直。

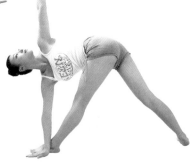

STEP 3： 左脚向左侧转90°，右脚向左侧转30°，呼气，手臂带动上半身向前向下弯腰，同时转动腰部向左侧，右手放于左脚外侧的地面上（或者搭放于脚背，抓脚踝），左手手臂带动上半身向后打开，向上伸展，尽可能保持身体在一个平面上。眼睛看向左手指延伸的方向。

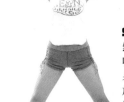

STEP 4： 保持自然深呼吸3~5个，吸气，手臂带动上半身向上起身。呼气，放松还原。换另一边练习。

STEP 5： 重复STEP3的简易动作（或者搭放于脚背，抓脚踝）。然后，身体还原至初始姿势。

7.击退手臂赘肉：云雀式

练习云雀式时身体向前弯曲、双臂向后伸展，宛如一只正在飞翔的云雀。云雀式能够充分地拉伸手臂肌肉群，消除手臂多余的脂肪。

PLEASE FOLLOW ME

建议练习时间：上午8点
或下午3点
方便系数：★★★★
呼吸方式：腹式呼吸
练习次数：3～4次

功效：

- 拉伸手臂肌肉，有效减少手臂赘肉。
- 加强臀部、背部、腰部肌肉的力量。
- 舒展双肩，扩展胸部。
- 按摩腹部器官，促进消化。
- 促进胯部的血液循环，放松胯部。

练习要诀： 如果感觉很吃力，可以双手握住瑜伽带或毛巾，来调节双手之间的距离。身体尽量下压，让胸部贴近膝盖。

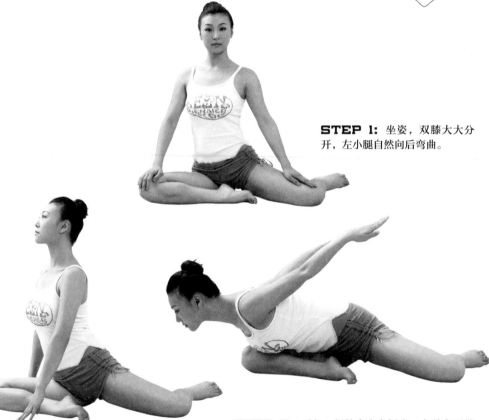

STEP 1： 坐姿，双膝大大分开，左小腿自然向后弯曲。

STEP 2： 吸气，上半身向右侧转体，腰背向上挺直。

STEP 3： 呼气，保持上半身挺直，向前向下俯身，同时，双手手臂向身体后侧伸展，像云雀鸟飞翔一样，抬起下巴，延伸整个上半身。保持3～5个深呼吸。呼气，放松，起身还原至初始姿势，再进行反方向练习。

8.塑造纤细手臂：**拉弓式**

拉弓式就像弓箭手拉开弓弦一样动感十足。在这个体式中，双臂分别向上拉伸双腿，尽量让脚后跟碰到耳朵。
PLEASE FOLLOW ME

建议练习时间：上午
9~10点
方便系数：★★★
呼吸方式：腹式呼吸
练习次数：1次

功效：

▢ 有效地紧致双臂肌肉，加强双臂力量，塑造纤细手臂，美化双臂线条。
▢ 有效地锻炼腹部和腿部肌肉，帮助肠道蠕动、促进消化系统运作；有效矫正髋关节的轻微畸形现象。
▢ 使脊柱下部得到很好的锻炼；充分拉伸背部肌肉，使背部也拥有更加优美、流畅的线条。

> **练习要诀：** 在练习的过程中要始终保持背部的挺直及双肩的放松，当逐渐适应动作后，可以加大双腿打开的幅度，以增强髋关节的柔韧度。

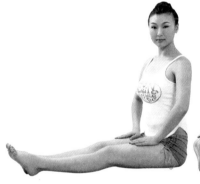 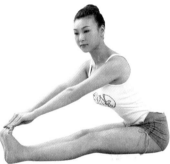 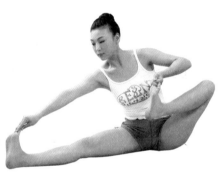

STEP 1： 长坐，双腿向前伸直并拢，双手自然放于大腿上，脚背绷紧。

STEP 2： 吸气，双臂向前伸直，身体向前下压约45°，双手抓住脚趾，保持后背挺直。

STEP 3： 呼气，弯曲左膝，左手抓住左脚大脚趾。吸气，左臂用力将左腿拉高，呈拉弓状，尽量让脚后跟碰到耳朵。保持3~5个深呼吸。

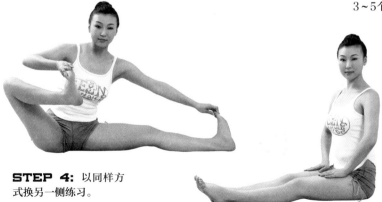

STEP 4： 以同样方式换另一侧练习。

STEP 5： 还原至长坐起始姿势。

9.矫正胸形: 鱼式

在鱼式练习中,胸腔可以得到很好的扩展,矫正下垂胸形的同时,使呼吸变得更加深长。

PLEASE FOLLOW ME

建议练习时间: 上午7点或下午2点
方便系数: ★★★
呼吸方式: 腹式呼吸
练习次数: 2~4次

功效:

☐ 能够拉伸平时极难活动到的颈部和背部肌肉,在充分地伸展中塑造出背部紧致的曲线。

☐ 完全扩展胸部,伸展脖颈,有助于深长、顺畅地呼吸。

☐ 能改善肩背部的血液循环,缓解上背部的肌肉僵硬,使人的身体放松,压力减轻。

☐ 使甲状腺得到充足的血液滋养,强化甲状腺功能。

☐ 腹部肌肉得到伸展及腹部力量得到加强。

练习要诀: 在练习的过程中,可以借助双手肘的力量推起上身,以保持胸腔的向上扩张,减轻头部着力点所承受的压力。

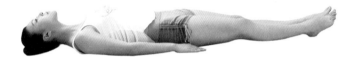

STEP 1: 仰卧,双腿并拢夹紧,绷起脚背,双臂自然贴放在身体两侧,掌心朝下。

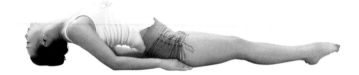

STEP 2: 手肘支撑,吸气,向上拱起胸腔;呼气,头向后仰,头顶百会穴触地,保持此姿势至3~5个深呼吸后,感觉胸腔的扩张。

STEP 3: 如果可以的话,试着将双臂抬离地面,双手合十向前向上伸展,同时,腹部用力将双腿抬离地面,约成45°夹角,保持3~5个深呼吸。

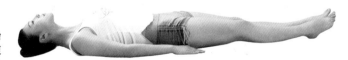

STEP 4: 呼气,身体慢慢还原。

10.消除副乳、缓解腿痛：卧英雄式

　　腿部疼痛的人保持此式 10 ~ 15 分钟,可以有效地缓解疼痛。身心疲惫、压力大的人非常适合练习此式。剖宫产妈妈也可以练习此式。

PLEASE FOLLOW ME

建议练习时间：任何时候
方便系数：★★★
呼吸方式：腹式呼吸
练习次数：2次

功效：

▢ 双臂在头顶方向抱肘伸展的动作，能十分有效地拉伸腋下及胸部两侧的肌肉。

▢ 腋下的肌肉会有轻微的灼热感，对消除非先天性乳房组织异位所引起的副乳极有帮助。

▢ 灵活膝关节，加强双腿肌肉群力量，放松腿部，消除腿痛，美化双腿线条。

练习要诀： 在练习过程中，上半身向后仰的时候，可以借助双手肘的力量托起上身，减轻身体后仰的速度。

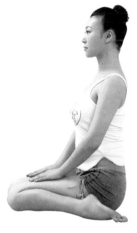

STEP 1: 跪坐，臀部坐在两脚脚后跟之间的地上，吸气，腰背向上挺直，双手自然放于大腿上。

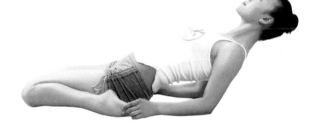

STEP 2: 呼气，上半身向后，双手抓住双脚，肘部弯曲，撑地，上身缓缓向下躺。

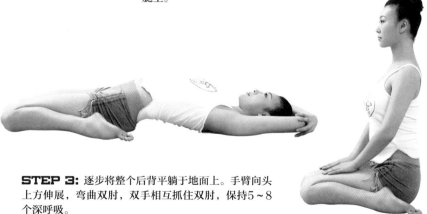

STEP 3: 逐步将整个后背平躺于地面上。手臂向头上方伸展，弯曲双肘，双手相互抓住双肘，保持5~8个深呼吸。

STEP 4: 屈肘，肘部撑地，上身缓缓起身，还原至初始姿势。

11.消除背部僵硬：战士三式

战士三式是战士一式的后续体式，传达的是一种关于和谐、均衡与力量的信念。这个体式能够充分锻炼到背部、腹部和腿部的力量。

PLEASE FOLLOW ME

建议练习时间：上午9点
或下午4点
方便系数：★★
呼吸方式：腹式呼吸
练习次数：2次

练习要诀：战士三式是一个难度较大的动作，初学者要根据自身条件完成，不可勉强。

功效：

▢ 拉伸背部肌肉群，消除背部僵硬；帮助收缩和加强腹部器官功能。

▢ 锻炼腿部肌肉，使其线条更为匀称和力量更加强大；保持身体的平衡，恢复脊椎的弹性，矫正不良姿势。

▢ 锻炼臀肌，使臀部更挺翘。

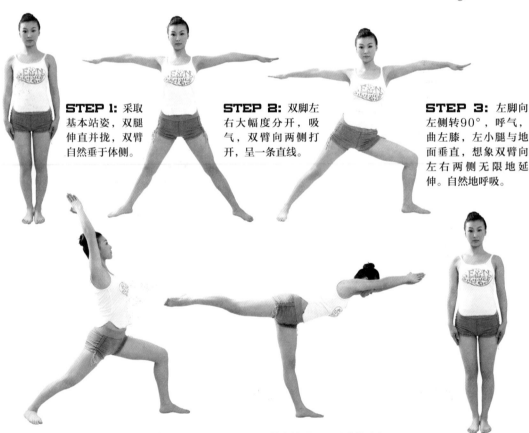

STEP 1: 采取基本站姿，双腿伸直并拢，双臂自然垂于体侧。

STEP 2: 双脚左右大幅度分开，吸气，双臂向两侧打开，呈一条直线。

STEP 3: 左脚向左侧转90°，呼气，曲左膝，左小腿与地面垂直，想象双臂向左右两侧无限地延伸。自然地呼吸。

STEP 4: 呼气，上半身向左侧扭转，同时双手合十于头顶，大拇指交叉相扣，保持上半身挺直，目视前方，保持这个姿势至3～5个深呼吸后。

STEP 5: 保持自然呼吸，手臂带动上半身，向前倾，同时重心移动到左腿上，呼气，向后抬起并伸直右腿，让上半身和右腿呈一条直线平行于地面。尽可能地保持这个姿势至3～5个深呼吸后。

STEP 6: 呼气，曲左膝，顺势放下右腿，上身回正，还原至初始站姿。换方向继续练习。

12.滋养背部神经：飞蝗虫式

飞蝗虫式就像一只趴在地上的蝗虫，头部、胸部和腿部同时离开地面，只有腹部着地，承受着整个身体的重量。

PLEASE FOLLOW ME

建议练习时间：上午8点、中午2点或晚上7点
方便系数：★★★
呼吸方式：腹式呼吸
练习次数：4次

功效：

▢ 双腿上抬的姿势带来的爆发力能让臀部紧致，改善肌肉松弛现象，而且能上提下垂的臀部。

▢ 充分锻炼臀大肌，有效地刺激臀部脂肪群，促进脂肪的分解和燃烧，臀部肥大的产妇特别要多加练习此式。

▢ 按摩骨盆区域，消除腰腹部多余赘肉，加强腰腹部肌肉群力量。

▢ 上半身在上抬离地的时候也要充分拉伸腰背部，加强了此区域的弹力和柔韧性，缓解坐骨神经痛，并能滋养背部神经。

▢ 充分拉伸手臂，充分锻炼整个手臂的肌肉力量。

> **练习要诀：**腿部上举的时候要尽量向上和向外伸展，收紧双腿肌肉，从而拉伸腿部，以达到最好的效果，另外，双臂也要配合双腿完全伸展开来。

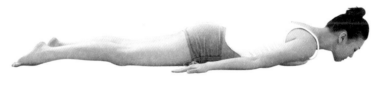

STEP 1: 俯卧，下巴抵住地面，双腿打开，双手手掌贴地，放于两侧，掌心向下。

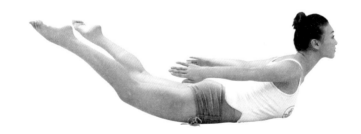

STEP 2: 吸气，同时向上抬起上半身，手臂和双腿，尽可能让胸部和大腿抬离地面。保持此姿势，并做3~5个深呼吸。

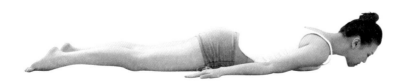

STEP 3: 呼气，身体还原至初始姿势。

13.缓解产后腰痛：风吹树式

在练习风吹树式时，身体犹如树般来回摆动。在练习时意识应集中感受背部和腰侧肌肉的拉伸度和力度。

PLEASE FOLLOW ME

建议练习时间：早上7点
或晚上7点
方便系数：★★★★
呼吸方式：腹式呼吸
练习次数：2次

功效：

- 双臂在带动上半身下弯的过程中能达到最大的紧绷度，从而美化手臂曲线。
- 通过上半身的伸展和弯曲，能锻炼腰部肌群，促进肠胃蠕动，加强消化和吸收功能，有效改善便秘等。
- 侧弯腰的动作能充分地拉伸腹外斜肌，缓解产后腰痛，减少腰侧赘肉，紧致腰部线条。
- 锻炼双腿肌肉，加强脚踝力量。

> **练习要诀：**在练习时，意识应集中感受背部和腰侧肌肉的拉伸度和力度。

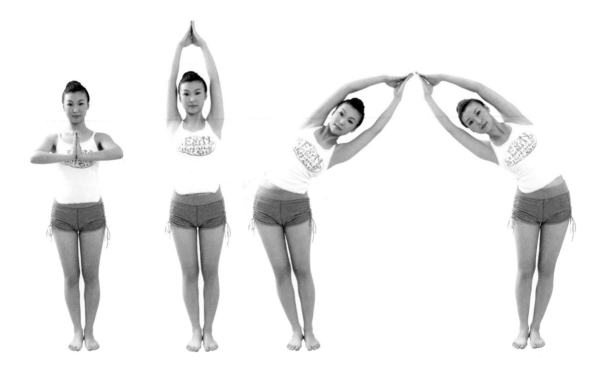

STEP 1: 站姿，双腿伸直并拢，双手于胸前合十，腰背挺直，目视前方。

STEP 2: 吸气，双臂缓缓向上伸直，高举过头顶，大臂尽量贴近耳朵。

STEP 3: 呼气，上半身向左侧弯腰，保持2~3个深呼吸，感受右侧腰肌紧绷的感觉。

STEP 4: 吸气，腰腹部用力，双臂带动上半身回正，换另一侧重复练习。呼气，身体还原至基本站姿。

14.增强腰部力量：眼镜蛇扭转式

眼镜蛇扭转式需要身体从躯干向上抬起，然后分别向左右两边扭转，如同一条正准备进攻而极有警惕性的眼镜蛇。

PLEASE FOLLOW ME

建议练习时间：上午8点、
下午3点或晚上9点
方便系数：★★★★
呼吸方式：腹式呼吸
练习次数：6次

功效：

◻ 转身时能最大限度地拉伸腰腹部肌肉，并使附近肌肉群得到充分锻炼和伸展。

◻ 增强背部的肌肉和韧带力量，促进背部血液循环，缓解背痛和轻微的脊椎损伤。

◻ 身体还原时，血液涌向双肾，能加强肾脏和生殖器官功能。

◻ 扩展胸部，能强化心肺部功能，增加胸椎的柔韧度。

> **练习要诀：** 无论头部转向哪个方向，上半身都要向头部转动的方向略略转动。在做动作的过程中，手臂要尽量保持伸直状态。

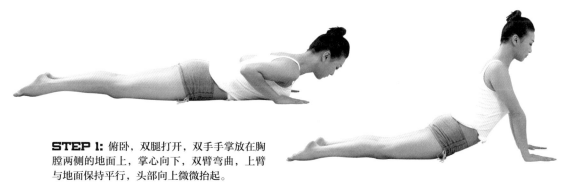

STEP 1: 俯卧，双腿打开，双手手掌放在胸膛两侧的地面上，掌心向下，双臂弯曲，上臂与地面保持平行，头部向上微微抬起。

STEP 2: 吸气，用双臂的力量撑起上半身，腰背挺直，肩膀放松下沉，目视前方。

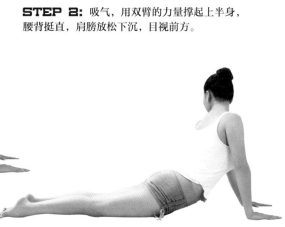

STEP 3: 呼气，头和上半身向右后方扭转，眼睛看向脚后跟，手臂不要弯曲。

STEP 4: 吸气，身体回到正中位置；呼气，换另一边练习。身体还原至初始姿势。

225

15.消灭腹部赘肉：磨豆功

在古印度，妇女在研磨豆子时，仿佛是在进行某种冥想的仪式，身体非常专注地保持某些特定的姿势。

PLEASE FOLLOW ME

建议练习时间：上午9点、下午2点或晚上7点
方便系数：★★★★
呼吸方式：腹式呼吸
练习次数：2次

功效：

- 充分按摩腹部器官，锻炼腹肌；促进血液顺畅流动，滋养肾脏。
- 增强下背部力量和美化大腿的肌肉线条。
- 活动胯部和腿后肌肉，帮助更快速地塑造出流畅的腰腹部曲线。

练习要诀： 在练习的过程中，始终保持两侧坐骨重心的平衡下移，让脊柱更好地向前后左右转动，以更好地锻炼到腰腹部正面和侧面的肌肉群。

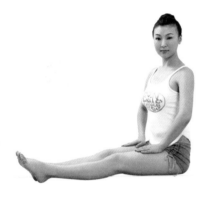

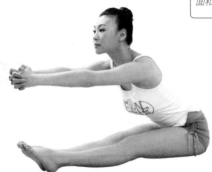

STEP 1： 长坐，吸气，双腿伸直并拢，双手自然放于大腿上。

STEP 2： 双手握拳，双臂前伸且平行于地面。在保持双臂平行于地面的情况下，吸气，上半身尽量向前倾。

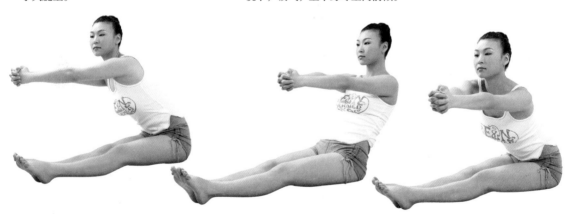

STEP 3： 呼气，向右转动。　**STEP 4：** 吸气，向后倾。　**STEP 5：** 呼气，向左转动，始终保持自然的呼吸，重复绕圈，就像推磨盘一样，重复3~5圈后，身体回正，腰背挺直，身体还原至基本坐姿。

16.淡化妊娠纹：**腹部紧缩式**

腹部紧缩式是一个拉伸强度较大的动作。经常练习有助于消除腹部妊娠纹、去除腹部堆积的脂肪，同时有助于缓解背部肌肉紧张。

PLEASE FOLLOW ME

建议练习时间：早上7点或睡前
方便系数：★★★★
呼吸方式：腹式呼吸
练习次数：2次

功效：

☐ 增强腹部肌肉的力量，消除腹部的赘肉，有效淡化和消除妊娠纹。
☐ 增强肩关节的灵活性，缓解颈部疼痛。
☐ 拉伸脊柱，增强背部肌肉柔韧性，缓解背部肌肉疲劳。

练习要诀： 在练习过程中，双腿和双脚应并拢，抬起肩膀时注意紧缩腹部。

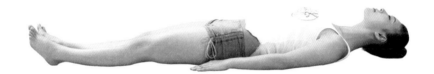

STEP 1： 仰卧，双手自然放于体侧，掌心贴地。

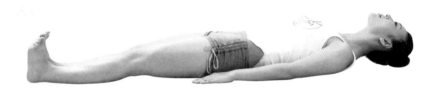

STEP 2： 双腿并拢伸直，吸气，脚尖勾起，脚跟紧贴地面。

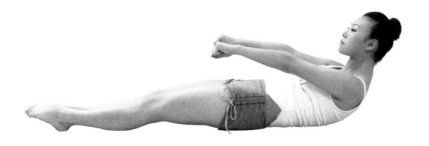

STEP 3： 呼气，头部向上抬起，双手握拳，肩膀离地，脚尖向下。下背部和双腿紧贴地面，注意不要屏气。保持6次深呼吸，然后还原至初始姿势。

17.击退臃肿膝盖：马面式

完成后整个身体形似马脸而得名。一开始练习时，保持平衡有点难度，膝部会感觉疼痛。随着练习次数的增加，疼痛会逐渐消失。

PLEASE FOLLOW ME

建议练习时间：上午10点或下午3点
方便系数：★★★
呼吸方式：腹式呼吸
练习次数：2次

功效：

- 刺激膝关节，强化膝关节功能，预防和缓解膝关节水肿。
- 增强肩关节的灵活度，放松双肩肌肉。
- 改善新妈妈腹部肌肉的松弛，预防下半身肥胖。
- 使髋部获得充分的血液，补养骨盆区域的脏器。
- 缓解骶骨区域的肌肉僵硬。

练习要诀： 在做后仰动作时，不可勉强，以防造成头晕。

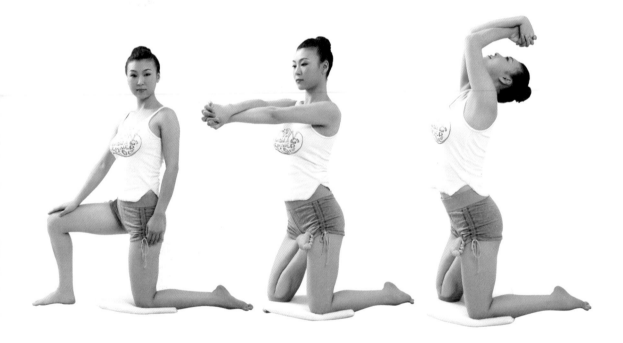

STEP 1: 左膝跪立（最好跪在垫子上），右腿屈膝，保持腰背挺直，稳住重心。

STEP 2: 右膝缓慢地着地，同时抬起右脚板置于左大腿处，双手交叉握拳。

STEP 3: 吸气，上身向后仰，手肘弯曲或者伸直，双手掌交叉，深呼吸，保持数秒钟。呼气，还原，然后反方向继续练习。

18.最美的足下风情：勾脚运动

勾脚运动可以随时在家练习，仰卧在床上或者地面上都可以做这个简单而有效的运动。剖宫产妈妈也可以练习此式。

PLEASE FOLLOW ME

建议练习时间：上午9点、下午4点或晚上9点
方便系数：★
呼吸方式：腹式呼吸
练习次数：2次

功效：

☐ 拉伸小腿，美化小腿曲线，促进下半身血液循环，预防小腿抽筋。
☐ 增强踝关节的灵活性，去除脚踝水肿。
☐ 锻炼产后松弛的腹部肌肉，防止脂肪堆积于腹部，加强腹部肌肉力量，重拾腹部肌肤弹性。

> **练习要诀：**脚尖伸直与勾回的力量是重点，要一直反复练习到小腿有酸痛感才会有效果。腰部、背部紧贴地，双腿交叉的幅度要适中，不能过大。

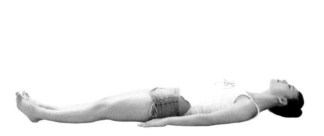

STEP 1： 平躺，双手自然放于身体两侧，掌心贴地。身体放松做深呼吸。

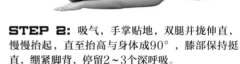

STEP 2： 吸气，手掌贴地，双腿并拢伸直，慢慢抬起，直至抬高与身体成90°，膝部保持挺直，绷紧脚背，停留2~3个深呼吸。

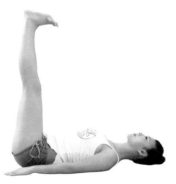

STEP 3： 呼气，勾脚尖，停留2~3个深呼吸。

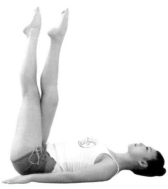

STEP 4： 吸气，绷紧脚背，双腿在空中重复交叉，呈剪刀状，坚持3~5个深呼吸。

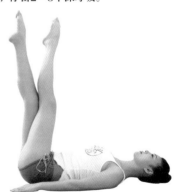

STEP 5： 重复练习。

七、我的体重管理记录

体重值（kg）

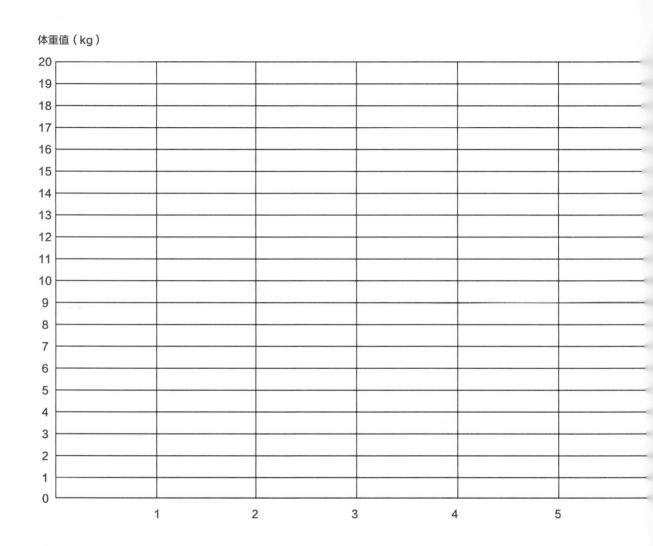

①横轴表示产后第 1 周到第 12 周的整个过程。

②纵轴表示减少的体重数（单位：kg）。

③对应着产后的周数和减少的重量，在图中标上黑点，并将它们连起来，形成

曲线，能了解产后的体重增长变化情况，并进行相应的调整。

体重值（kg）

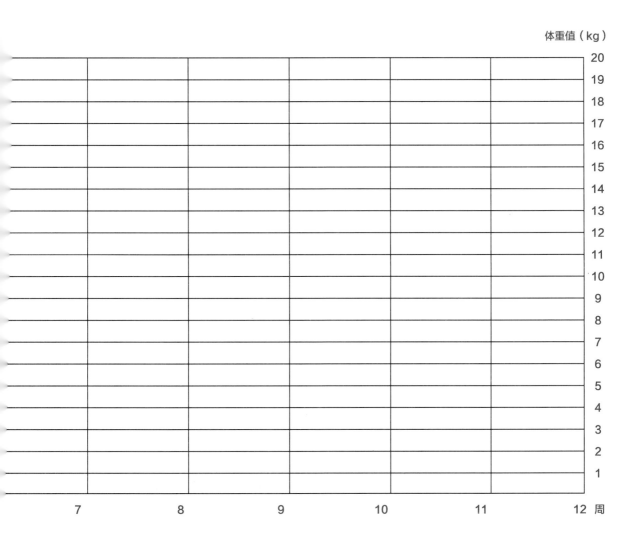

● 生产之后，体重马上会减轻 5~6kg，接下来的一个月，身体会排掉 2~3kg
水分。月子期不用刻意减重。

● 产后 6 周，每周减重 0.5~1kg 即可。

八、张老师独家专栏：瘦身不瘦胸的饮食秘诀

不少爱美的新妈妈一坐完月子就急着减肥，希望马上恢复生产前的好身材，但尴尬的是，体重减掉了，乳房也跟着缩水了！丰满挺拔的乳房不但是体现女性优美曲线所不可缺少的重要部分，更是孩子出生后能够得到充足乳汁的健康保障。那么怎么做到产后瘦身而不瘦胸呢？

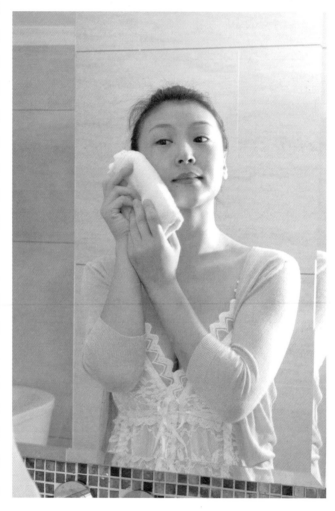

哺乳期间，乳房迅速胀大、变坚实，乳汁分泌越丰沛的妈妈，乳房胀大得越明显。产后若未进行哺乳，或者不再哺乳，就必须面临退奶问题。退奶以及产后瘦身的结果是乳房的大小势必会跟着改变。一些新妈妈在短时间内快速减重，会造成乳房快速缩小，甚至肌肤松弛、乳房老化和下垂。

所以，有计划性地进行产后瘦身，合理地饮食以及适度地按摩乳房，才不会让乳房变小。

1.产后瘦身时，如何预防乳房变形

● 多吃有利于乳房健康的食物

蔬菜水果类：番茄、胡萝卜、菜花、南瓜等这些蔬菜对新妈妈的乳房保养有好处；水果中，木瓜可以丰胸，对乳房健康也有益。

鱼类和海产品：多吃鱼和海产品，如黄鱼、泥鳅、海带等，有益于乳房健康。

坚果类：杏仁、核桃、芝麻等含有丰富的蛋白质，也含有大量的抗氧化营养素，不仅能抗癌，还能让乳房变得更有弹性。

牛奶类：牛奶中含有大量的钙质，有益于乳腺健康，还能促进新妈妈睡眠。

● 选择合适的内衣

新妈妈在选择文胸时，除了穿着时的美观外，还要注重产品功能，要选择能为乳房提供舒适的皮肤接触，便于哺乳，也能预防乳房下垂的文胸。

因为新妈妈的乳房变重，肩带应宽一些，以加强拉力，给乳房提供足够的支撑，避免乳房下垂。文胸的罩杯最好是高弹性张力材质，这样便可提供乳房温柔而无拘束的包覆。

产后，乳房开始分泌乳汁，容易滋生细菌，产生异味。在哺乳期，乳头的卫生非常重要，所以文胸罩杯的里布最好采用抗菌防臭的材质，避免乳头因为细菌感染而发炎。

2.瘦身不瘦胸的食谱推荐

乳房基本上是由脂肪组织构成的，如果营养不足，就不可能有坚挺的乳房，所以，每天均衡的饮食是保持乳房挺拔的重点。但产后新妈妈不仅要保持乳房丰满，还要瘦身。为此，今天我就给大家推荐一些瘦身不瘦胸的食谱，让新妈妈在一边享受美味，一边瘦身的同时，乳房也能恢复圆润。

木瓜凤爪汤

食材：
凤爪150g，木瓜50g，红枣少许，盐适量。

做法：
1.将凤爪洗净，去掉爪尖壳；红枣洗净，去核；木瓜洗净，带皮切块。
2.将锅置火上，放水烧开，下入凤爪、木瓜块、红枣，煮至凤爪熟烂时，加盐调味即可。

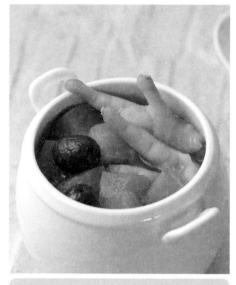

营养功效：
刺激激素分泌，有助于乳腺发育。

食材选购指南：
鸡爪要挑选皮色白亮且富有光泽，表面无残留黄色硬皮，质地紧密的。

莴笋白萝卜丝

食材：
莴笋140g，白萝卜200g，蒜末、葱花各少许，盐、食用油各少许。

做法：
1.洗净去皮的白萝卜和莴笋，切片，再切成细丝。
2.锅中注水烧开，放入盐、食用油，倒入白萝卜丝、莴笋丝，续煮约1分钟，至食材熟软后捞出，沥干待用。
3.将焯煮好的食材放碗中，撒上蒜末、葱花、盐，搅拌一会儿，至食材入味。
4.取一个干净的盘子，放入拌好的食材，摆好盘即成。

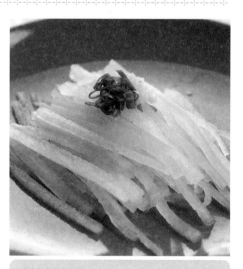

营养功效：
利尿通乳，有排毒瘦身的功效。

食材选购指南：
挑选莴笋，以鲜嫩为原则。鲜嫩的莴笋，色泽淡绿，如同碧玉一般；老的，则皮厚、肉白、心空。

莲藕花生汤

食材：

莲藕150g，水发花生50g，盐少许。

做法：

1. 将洗净去皮的莲藕对半切开，再切成薄片，装入盘中，备用。
2. 砂锅中注水烧开，放入泡发好的花生；盖上盖，用小火煲煮约30分钟。
3. 揭盖，倒入切好的莲藕；盖上盖，用小火续煮至食材熟透（大约15分钟），再加盐即可。

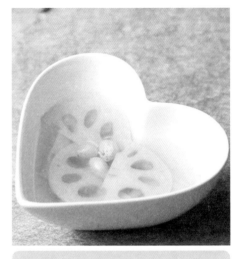

营养功效：

有滋补气血、养血通乳、促进发育的作用。

食材选购指南：

莲藕要挑选外皮呈微黄色的，发黑的不能要。

花生要挑选颗粒饱满、形态完整、大小均匀的。

花生猪脚汤

食材：

猪脚150g，花生30g，枸杞子少许，盐少许。

做法：

1. 花生洗净泡软，大火煮开，转小火熬。
2. 猪脚入开水烫，去浮沫，洗净。
3. 花生煮约七分熟时，放入猪脚同煮，待猪脚熟烂、汁稠，放入盐、枸杞子，拌匀即可。

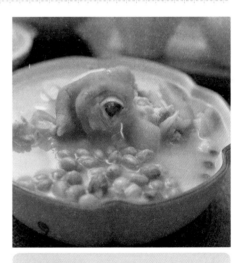

营养功效：

滋补丰胸，健脾胃，补气血。

食材选购指南：

猪脚的外皮颜色通常是呈泛着红光的白色，皮下的肉若是鲜红色为正常猪脚；如果是呈惨白色或者黑色等，建议不要买。

木瓜牛奶

食材：
木瓜肉140g，牛奶170ml。

做法：
1.木瓜肉切成小块。
2.取榨汁机，倒入木瓜块，加入牛奶，注入纯净水，盖好盖子。
3.选择"榨汁"键，榨取果汁。
4.断电以后倒出果汁，装入杯子中即成。

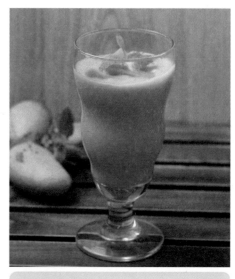

营养功效：
刺激女性激素分泌，达到丰胸目的。

食材选购指南：
木瓜一般挑肚子鼓的，外皮斑点很多、颜色略微发黄、摸起来不是很软的那种。

山药芹菜沙拉

食材：
山药50g，芹菜、黑木耳各100g，彩椒20g，白醋、橄榄油、盐各少许。

做法：
1.山药洗净，削皮，切成菱形片，焯水至断生。
2.黑木耳洗净，焯水至熟；彩椒洗净，切成菱形片。
3.芹菜洗净切段，焯熟备用。
4.将上述食材均装盘，拌入橄榄油、白醋和盐即可。

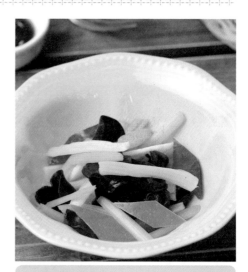

营养功效：
有减肥、美容养颜的功效。

食材选购指南：
购买山药时，要注意山药断面是否带有黏液，外皮是否损伤。有黏液、无损伤的宜购买。

木瓜鲫鱼汤

食材：

鲫鱼200g，木瓜50g，姜、食用油、盐各适量。

做法：

1.鲫鱼清洗干净，木瓜洗净切块，姜切丝。

2.锅里放少许食用油，放姜丝煸炒，用小火将鲫鱼两面煎一下，倒入1碗水，大火煮开后，加盐、木瓜，小火煮20分钟即可。

营养功效：

健脾开胃、益气利水、通乳除湿。

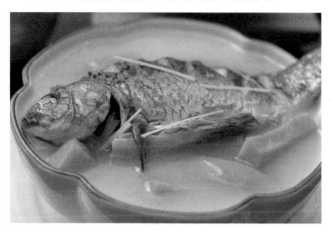

食材选购指南：

选购鲫鱼时尽量选择身体扁平、色泽偏白的，这样的鲫鱼肉质比较鲜嫩美味；体肥、颜色暗沉的要小心购买。

酒酿鸡蛋花

食材：

鸡蛋2个，酒酿150ml，枸杞子5g。

做法：

1.锅内加入适量清水，放入枸杞子，大火烧开后，转小火继续煮5分钟左右。

2.鸡蛋搅拌成蛋液后，沿锅边慢慢倒入锅内，用勺子搅拌成蛋花，待蛋液凝固后，加入酒酿，稍微搅拌即可出锅。

营养功效：

行气活血、利水消肿、通利乳汁。

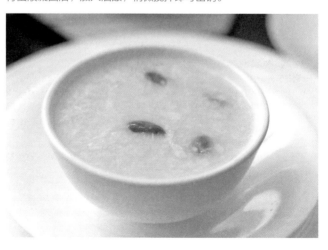

食材选购指南：

最好用老一点的酒酿，味道较浓香。老酒酿的米比较膨胀，米粒间隙较小，新酒酿的米粒间隙比较大。

牛奶炖蛋

食材:

牛奶50g,鸡蛋2个,枸杞子1颗。

做法:

1.将鸡蛋打成蛋液,牛奶倒入碗中备用。

2.将牛奶倒入蛋液中,朝一个方向搅拌至均匀。

3.碗表面蒙上保鲜膜,用牙签在保鲜膜上扎几个小孔,把碗放到蒸锅里,中大火蒸15分钟,撕下保鲜膜即可。可加入枸杞子做点缀。

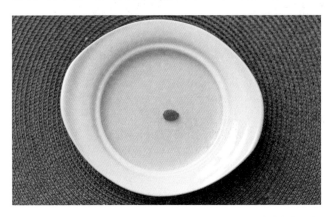

营养功效:

补中益气,安神补虚,美容、丰胸、促进睡眠。

食材选购指南:

优质的牛奶质感均匀而滑爽,味道不甜,香气不浓烈,但如果有轻微的苦味、酸味,则说明质量不好。

山药枸杞子小米粥

食材:

山药50g,枸杞子5g,小米50g。

做法:

1.洗小米,洗枸杞子。

2.山药去皮切小块。

3.小米、山药、枸杞子、水同时放入锅中。

4.大火烧开后,改小火;熬制半小时后,关火即可。

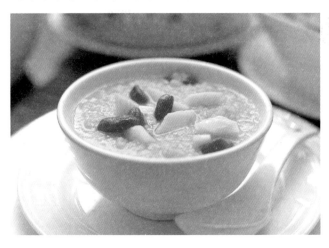

营养功效:

滋补,养胃,补气血,促进乳汁分泌。

食材选购指南:

优质的小米大小一致,颜色均匀,一般是呈乳白色或者黄色,没有碎米粒或杂质。

素烩山药黑木耳片

食材：

山药120g，黑木耳20g，甜椒10g，生姜少许，盐、白糖、蚝油、食用油各适量。

做法：

1.黑木耳提前用冷水泡发，去蒂洗净后撕成小朵；甜椒洗净切小块；山药削去皮，洗净后切成薄片，放入清水中浸泡(可防止变黑)；姜切丝。

2.热锅放油，下入黑木耳与山药，翻炒约2分钟。

3.加入适量的盐、白糖、蚝油、少许水，翻炒均匀即可。

营养功效：

健脾助消化，补气养血。

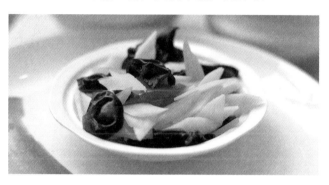

食材选购指南：

外观稍扁，呈棕黄色，或是茎干笔直，质地坚实，再或是呈小手形状的山药都是好的。

赤豆山药粥

食材：

大米100g，赤豆30g，山药50g，盐适量。

做法：

1.山药去皮洗净，切成片；大米淘洗干净；赤豆用水浸泡。

2.锅中加适量清水，放入大米、赤豆，大火煮沸后转小火，煮至五分熟，再放入山药片，续煮至粥将成，然后加盐调味即可。

营养功效：

消水肿，利尿健脾，补气丰胸。

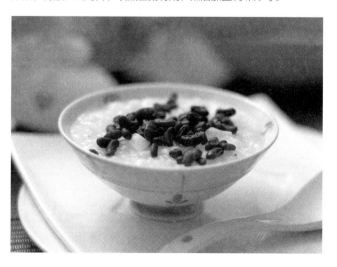

食材选购指南：

好的赤豆略呈圆柱形而稍扁，种皮赤褐色或紫褐色，平滑，略有光泽。

附录 I　中国常见食物热量表

对食物分量和热量快速直观地估算，有助于日常生活中对热量摄取的把握，对瘦身极有助益。本书附有常见食物热量表，可供查阅。

1盒 低脂牛奶　250ml　107千卡

1块 白方包　36g　84千卡

1碗 白米饭　100g　116千卡

1个 白水蛋　50g　70千卡

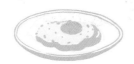

1个 煎鸡蛋　50g　100千卡

1杯 鲜橙汁　250ml　112千卡

1个 苹果　250g　130千卡

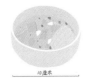

1碗 肉汤　250ml　75千卡

1碗 菜汤　250ml　32千卡

1块 白煮鸡胸肉　100g　133千卡

1个 土豆　120g　93千卡

6根 菜心　100g　25千卡

五谷类

食品名称	单位	热量	食品名称	单位	热量	食品名称	单位	热量
大麦	100g	354千卡	即食脆香米	100g	396千卡	甜面包	1个(60g)	210千卡
小米	100g	358千卡	鸡蛋面包	100g	287千卡	椰丝面包圈	100g	320千卡
小麦	100g	352千卡	金黄粟米	100g	365千卡	黑麦	100g	335千卡
小麦餐包	100g	273千卡	法式面包	100g	277千卡	黑麦面包	100g	259千卡
牛奶麦片	100g	67千卡	油条	100g	386千卡	裸麦粗面包	100g	250千卡
牛油面包	100g	329千卡	荞麦	100g	343千卡	鲜玉米	100g	106千卡
玉米罐头	100g	6千卡	桂格燕麦方脆	100g	386千卡	馒头	100g	231千卡
白方包	100g	290千卡	高粱	100g	339千卡	燕麦	100g	389千卡
白饭	100g	116千卡	高粱米	100g	351千卡	燕麦片	100g	367千卡
白面包	100g	267千卡	家乐氏卜卜米	100g	377千卡	薏米	100g	357千卡
白糯米饭	100g	97千卡	家乐氏玉米片	100g	365千卡	糙米饭	100g	111千卡
西米	100g	358千卡	家乐氏可可片	100g	388千卡	熟红豆	1碗(256g)	208千卡
全麦面包	100g	305千卡	家乐氏全麦维	100g	264千卡	熟豆腐	1块(112g)	85千卡
多种谷物面包	100g	250千卡	家乐氏香甜玉米片	100g	383千卡	熟豆腐泡	6个(100g)	316千卡
麦方包	100g	270千卡	家乐氏杂锦果麦	100g	383千卡	熟眉豆	1碗(171g)	198千卡
花卷	100g	217千卡	提子包	100g	274千卡	熟黄豆	1碗(172g)	298千卡

蔬菜类

食品名称	单位	热量	食品名称	单位	热量	食品名称	单位	热量
大芥菜	100g	47千卡	冬瓜	100g	40千卡	苦瓜	100g	12千卡
大蒜	100g	40千卡	丝瓜	100g	17千卡	茄子	100g	26千卡
马蹄	100g	68千卡	芋头	100g	94千卡	洋葱	100g	35千卡
水煮甘笋	1条(72g)	31千卡	番茄	100g	14千卡	莲藕	100g	52千卡
水煮白菜	1碗(170g)	20千卡	西芹	100g	5千卡	荷兰豆	100g	32千卡
水煮西蓝花	1碗(156g)	44千卡	胡萝卜	100g	60千卡	海带	100g	36千卡
水煮青豆	1碗(196g)	231千卡	芽菜	100g	20千卡	空心菜	100g	20千卡
水煮椰菜	1碗(150g)	32千卡	苋菜	100g	40千卡	菜心	100g	20千卡
水煮红薯	1个(151g)	160千卡	豆苗	100g	40千卡	菠菜	100g	19千卡
生菜	1碗(56g)	10千卡	黄瓜	100g	12千卡	葱	100g	47千卡
白萝卜(熟)	100g	20千卡	青萝卜(熟)	100g	23千卡	芦笋	100g	15千卡
白菜	100g	17千卡	青椒	100g	14千卡			

水果类

食品名称	单位	热量	食品名称	单位	热量	食品名称	单位	热量
干枣	100g	287千卡	牛油果	100g	161千卡	樱桃	100g	72千卡
大树菠萝	100g	94千卡	石榴	100g	63千卡	杏	100g	48千卡
山楂	100g	95千卡	桂圆干	100g	286千卡	杏脯干	100g	238千卡
无花果	100g	74千卡	芒果	100g	65千卡	李子	100g	55千卡
无花果干	100g	255千卡	西瓜	100g	25千卡	杨桃	100g	29千卡
无核葡萄干	100g	300千卡	西梅干	100g	239千卡	杨梅	100g	28千卡
木瓜	100g	39千卡	橙子	100g	47千卡	青柠	100g	30千卡

水果类

食品名称	单位	热量	食品名称	单位	热量	食品名称	单位	热量
苹果	100g	52千卡	香蕉	100g	92千卡	蓝莓	100g	56千卡
枇杷	100g	39千卡	桃	100g	43千卡	榴梿	100g	147千卡
猕猴桃	100g	61千卡	糖水桃罐头	100g	58千卡	龙眼	100g	70千卡
金橘	100g	63千卡	海棠果	100g	73千卡	鲜枣	100g	122千卡
油柑子	100g	38千卡	接骨木果	100g	73千卡	鲜荔枝	100g	70千卡
草莓	100g	30千卡	黄皮	100g	31千卡	蜜枣	100g	321千卡
荔枝	100g	66千卡	菠萝	100g	41千卡	蜜饯杏脯	100g	329千卡
柑	100g	51千卡	雪梨	100g	73千卡	蜜柑	100g	44千卡
柚子	100g	41千卡	梨	100g	32千卡	樱桃	100g	46千卡
柿	100g	71千卡	葡萄	100g	43千卡	橄榄	100g	49千卡
柿饼	100g	250千卡	葡萄干	100g	341千卡	醋栗	100g	44千卡
柠檬（连皮）	100g	20千卡	黑莓	100g	52千卡	覆盆子	100g	49千卡
哈密瓜	100g	34千卡	番石榴	100g	41千卡			

调料类

食品名称	单位	热量	食品名称	单位	热量	食品名称	单位	热量
人造牛油	1汤匙(14g)	100千卡	豆瓣酱	100g	178千卡	海鲜酱	100g	220千卡
五香豆豉	100g	244千卡	沙拉酱	1汤匙(15g)	60千卡	梅子酱	100g	184千卡
牛油	15g	100千卡	果酱	2平茶匙(15g)	39千卡	麻油	100g	898千卡
方糖	2粒	27千卡	咖喱粉	15g	5千卡	黑椒粉	15g	5千卡
生抽	15ml	10千卡	鱼肝油	15ml	126千卡	番茄酱	100g	104千卡
芝麻酱	100g	618千卡	鱼露	100g	35千卡	辣椒油	100g	900千卡
红辣椒粉	15g	10千卡	砂糖	1平茶匙(5g)	20千卡	番石榴酱	100g	36千卡
花生油	1汤匙(14g)	125千卡	盐	100g	0千卡	蜜糖	2平茶匙(15g)	43千卡
花生酱	2平茶匙(15g)	93千卡	粟米油	1汤匙(14g)	125千卡	橄榄油	15ml	120千卡
芥花籽油	1汤匙(14g)	125千卡	蚝油	100g	51千卡			

奶类

食品名称	单位	热量	食品名称	单位	热量	食品名称	单位	热量
香草奶昔	1杯(283ml)	314千卡	全脂巧克力奶	240ml	205千卡	炼奶	6茶匙(38g)	123千卡
巧克力奶昔	1杯(283ml)	360千卡	全脂淡奶	6茶匙(32g)	42千卡	脱脂牛奶	240ml	91千卡
全脂牛奶	240ml	150千卡	低脂牛奶	240ml	121千卡			

饮料类

食品名称	单位	热量	食品名称	单位	热量	食品名称	单位	热量
无糖乌龙茶	250ml	0千卡	泡沫绿茶	300ml	110千卡	葡萄适	1小樽(275ml)	198千卡
无糖麦茶	250ml	0千卡	健怡可乐	350ml	3.5千卡	黑咖啡	240ml	2千卡
可乐	355ml	150千卡	益力多	1瓶(100ml)	70千卡	鲜榨苹果汁	250ml	142千卡
百事可乐	350ml	161千卡	菊花茶	250ml	90千卡	鲜榨提子汁	250ml	141千卡
冰红茶	300ml	120千卡	雪碧	350ml	147千卡	鲜榨橙汁	460ml	212千卡
好立克	2满茶匙(15ml)	59千卡	甜豆浆	250ml	120千卡	番茄汁	190ml	35千卡
阿华田	2满茶匙(7ml)	26千卡	清茶	240ml	2千卡	蔬菜汁	190ml	35千卡
纯橙汁	1杯(240ml)	114千卡	维他奶	1盒(250ml)	120千卡			

坚果类

食品名称	单位	热量	食品名称	单位	热量	食品名称	单位	热量
开心果	50g	653千卡	松子仁	100g	686千卡	腰果	15粒(30g)	160千卡
瓜子	100g	564千卡	炸蚕豆	100g	420千卡	蜜糖腰果	100g	680千卡
花生	40粒(30g)	170千卡	核桃	7粒(30g)	160千卡			
杏仁	30粒(30g)	170千卡	焗栗子	3粒(28g)	98千卡			

巧克力类

食品名称	单位	热量	食品名称	单位	热量	食品名称	单位	热量
Kinder出奇蛋	1只	110千卡	三角巧克力	50g	250千卡	明治杏仁夹心巧克力	1包	462千卡
M&M花生巧克力	1包	815千卡	巧克力	50g	225千卡	明治黑巧克力	1包	260千卡
Pocky巧克力棒	1包	557千卡	吉百利旋转丝滑牛奶巧克力	1包	230千卡	金莎	1粒	80千卡
Twix巧克力	1包	287千卡	吉百利双层芝士牛奶巧克棒	1包	230千卡	夏威夷果仁巧克力	60g	347千卡

饼干类

食品名称	单位	热量	食品名称	单位	热量	食品名称	单位	热量
Collon巧克力忌廉卷	1盒	516千卡	百力滋	1包(25g)	190千卡	黑芝麻大豆纤维曲奇	8块(100g)	527千卡
EDO天然营养麦饼	14块(100g)	508千卡	百荣胚芽高纤饼	15块(100g)	491千卡	愉快动物饼(紫菜味)	30g	155千卡
Fand House减肥饼	16块(100g)	510千卡	全麦营养饼	12块(100g)	537千卡	蓝罐曲奇	13块(100g)	525千卡
大可香脆酥	12块(100g)	496千卡	士力架	5块	160千卡	嘉顿麦胚梳打饼	14块(100g)	477千卡
四洲高纤全麦饼	16块(100g)	409千卡	时兴隆高纤全麦饼	13块(100g)	493千卡	熊仔饼	1盒	334千卡

雪糕类

食品名称	单位	热量	食品名称	单位	热量	食品名称	单位	热量
巧克力雪糕	100g	216千卡	牛奶雪糕	100g	126千卡	甜筒	1个	231千卡
炭烧咖啡雪条	1条	147千卡	雪糕杯	1杯	163千卡	鲜果或果汁雪条	100g	86千卡
香草雪糕	1杯(133g)	269千卡	雪糕砖	100g	153千卡			
菠萝椰子冰	100g	113千卡	雪糕糯米糍	1粒	70千卡			

零食类

食品名称	单位	热量	食品名称	单位	热量	食品名称	单位	热量
日式豆沙馅糯米	1个	142千卡	豆干块	60g	150千卡	猪肉干	1块	95千卡
牛丸	1串	80千卡	低脂乳酪	1杯	80千卡	蛋糕片	60g	230千卡
仙贝	1小包	35千卡	鸡蛋仔	250g	300千卡	葡挞	1个	320千卡
芋头片	95g	504千卡	纯味乳酪	1杯	160千卡	椰丝	半杯(25g)	150千卡
芝士圈	1小包(25g)	170千卡	咖喱牛肉干	1块	162千卡	粟米片	100g	377千卡
芝士蛋糕	1件	300千卡	鱼蛋	1串	100千卡	粟米粒	1杯	120千卡
华夫芝士	1块	63千卡	油角	1个	130千卡	紫菜	100g	335千卡
红豆大福	1个	113千卡	草饼	1个	110千卡	鱿鱼片	80g	259千卡
红豆沙	1碗	180千卡	粟茸饼	1个	155千卡	鱿鱼丝	80g	230千卡
花生米	100g	560千卡	臭豆腐	1块	370千卡	碗仔翅	1碗	240千卡

零食类

食品名称	单位	热量	食品名称	单位	热量	食品名称	单位	热量
辣味紫菜	1包（7g）	25千卡	鳕鱼丝	50g	250千卡			
薯片	1包(25g)	130千卡	爆谷	1包(114g)	390千卡			

常见早餐

食品名称	单位	热量	食品名称	单位	热量	食品名称	单位	热量
小笼包（小的）	5个	200千卡	豆沙包	1个	215千卡	蛋饼	1份	255千卡
叉烧包	1个	160千卡	菜包	1个	200千卡	煎蛋	1个	105千卡
水饺	10个	420千卡	脱脂奶	250ml	88千卡	鲜奶	250ml	163千卡
玉米	1根	107千卡	猪肉水饺	1个	40千卡	鲜肉包	1个	250千卡
肉包	1个	250千卡	鸡蛋	1个	75千卡			

常见午餐

食品名称	单位	热量	食品名称	单位	热量	食品名称	单位	热量
上海客饭	1份	500千卡	炒花枝	1盘	155千卡	清蒸鳕鱼	1盘	360千卡
中式汤面	1碗	450千卡	虾仁炒饭	1份	550千卡	蛋花汤	1碗	70千卡
中式炒粉面	1碟	1500千卡	炸鸡腿	1只	310千卡	葱爆猪肉	1盘	536千卡
中式粥	1碗	300千卡	炸春卷	1个	300千卡	酥皮香鸡块	1个	560千卡
中式碟头饭	1碟	950千卡	炸银丝圈	1条	485千卡	紫菜汤	1碗	10千卡
牛肉馅饼	1个	200千卡	炸猪排	1块	280千卡	锅贴	3个	170千卡
牛腩饭	1份	575千卡	宫保鸡丁饭	1份	509千卡	筒仔米糕	1份	330千卡
冬瓜汤	1碗	20千卡	烧卖	2个	55千卡	蒸蛋	1份	75千卡
肉粽	1个	350千卡	烧鸭	100g	300千卡	酸辣汤	1碗	155千卡
红烧狮子头	1个	360千卡	萝卜糕	2块	180千卡	糖醋排骨	1盘	490千卡
卤鸡腿	1只	300千卡	菜肉水饺	1个	35千卡			
鸡肉饭	1份	330千卡	麻婆豆腐	1盘	365千卡			

西式快餐

食品名称	单位	热量	食品名称	单位	热量	食品名称	单位	热量
大薯条	1份	450千卡	肉酱意粉	1盘	599千卡	苹果派	1个	260千卡
巨无霸	1个	560千卡	巧克力奶昔	1杯(300ml)	360千卡	凯撒沙拉	1盘	650千卡
中薯条	1份	312千卡	巧克力新地	1杯(300ml)	340千卡	鱼柳包	1个	360千卡
汉堡包	1个	260千卡	麦乐鸡	1份(6件)	290千卡	细薯条	1份	210千卡
芝士汉堡包	1个	320千卡	麦香鸡	1个	510千卡	美式热狗	1只	400千卡

附录II 孕期体重增长参照表

周数	孕妇体重增加（kg）	胎儿	
		平均体重（g）	平均身长（cm）
最后一次月经 第一天至第8周	0	0	0
8~9	0.5	1	4
9~10	0.7	2	4
10~11	0.8	4	6.5
11~12	1.1	7	6.5
12~13	1.4	14	9
13~14	1.7	25	9
14~15	2.0	45	12.5
15~16	2.3	70	12.5
16~17	2.7	100	16
17~18	3.0	140	16
18~19	3.4	190	20.5
19~20	3.8	240	20.5
20~21	4.3	300	25
21~22	4.7	360	25
22~23	5.1	430	27.5
23~24	5.5	501	27.5
24~25	5.9	600	30
25~26	6.4	700	30
26~27	6.8	800	32.5
27~28	7.2	900	32.5
28~29	7.4	360	35

周数	孕妇体重增加（kg）	胎儿	
		平均体重（g）	平均身长（cm）
29~30	7.7	1175	35
30~31	8.1	1350	37.5
31~32	8.4	1501	37.5
32~33	8.8	1675	40
33~34	9.1	1825	40
34~35	9.5	2001	42.5
35~36	10.0	2160	42.5
36~37	10.4	2340	45
37~38	10.5	2501	45
38~39	11	2775	47.5
39~40	11.3	3001	47.5

　　孕期体重控制很重要，一方面关系到孕期高血压、糖尿病等；另一方面牵涉到妊娠纹的生长以及产后的恢复等。孕期女性较为安全的体重增长总数应平均为 12kg，体形较小或骨骼较小的孕妈妈的体重总共可增长 12~15kg，体形高大或骨骼较大的孕妈妈要控制体重增长总数在 7~10kg。这样的体重增长总数基本可以保证胎儿的体重在 3.3kg 左右。详细各阶段体重增长情况如上表。

附录Ⅲ 孕期禁用、慎用药物一览表

分类	药品名称	致畸性	对胎儿的副作用 （对母亲的副作用）	妊娠给药时间		
				前4 个月	5~9 个月	第10 个月
氨基糖苷类	氯霉素	–	胎儿粒细胞缺乏症、灰婴综合征	×	×	×
	庆大霉素	–	胎儿肾障碍，听力障碍	×	×	×
	依托红霉素	–	胎儿肝障碍	×	×	×
	四环素	–	胎儿肝障碍，抑制骨骼发育，乳齿黄染	×	×	×
	链霉素	–	胎儿听力障碍（如果1次1g，1周2次无影响）	×	×	×
	卡那霉素	–	胎儿听力障碍	×	×	×
	卡那霉素B	–	胎儿听力障碍	×	×	×
磺胺类	磺胺类药物 （各种）	–	新生儿黄疸症，粒细胞缺乏症（较少），血小板减少			

分类	药品名称	致畸性	对胎儿的副作用（对母亲的副作用）	妊娠给药时间		
				前4个月	5~9个月	第10个月
抗结核药	乙胺丁醇	–	母亲视力障碍，下肢麻木感	×	×	×
	环丝氨酸	–	母亲痉挛，精神障碍	×	×	×
	紫霉素	–	胎儿听力障碍	△	△	△
	卷曲霉素	–	胎儿听力障碍	△	△	△
	利福平	–	母亲暂时性肝障碍	△	△	△
	吡嗪酰胺	+-	母亲肝障碍，关节痛	△	△	△
降压利尿药	氯噻嗪	–	胎儿血小板减少，胎儿死亡，母亲胰腺炎	△	△	△
	利舍平	–	抑制胎儿发育，母亲鼻塞、呼吸障碍	△	△	△
	六甲溴胺	–	引起胎儿低血压，甚至死亡；母亲麻痹性肠梗阻	×	×	×
泻药	蓖麻油	–	母亲流产、早产	×	×	×
	番泻叶、大黄末	–	母亲流产、早产	×	×	×

分类		药品名称	致畸性	对胎儿的副作用（对母亲的副作用）	妊娠给药时间		
					前4个月	5~9个月	第10个月
神经系统药物	抗癫痫	巴比妥类	+	抑制母亲、胎儿呼吸；胎儿出血，死亡，畸形	×	×	×
		水合氯醛	−	母亲痉挛，精神障碍	×	×	×
		乙醛酰胺哌啶酮	+++	胎儿听力障碍	△	△	△
		麻药（吗啡等）	−	胎儿听力障碍	△	△	△
	抗癫痫	苯妥英钠	+	胎儿叶酸缺乏（唇腭裂、贫血）、维生素K缺乏（血凝障碍）	△	△	△
	镇痉消炎	阿托品	+	母亲、胎儿心率加快	×	△	△
		阿司匹林	+-	胎儿骨骼发育异常、腭裂、黄疸、血小板减少	×	×	×
		对乙酰氨基酚	−	胎儿死亡	×	×	×
		消炎药	−	胎儿动脉导管早闭	×	×	×
	其他	驱虫药（各种）	+	——	×	×	×
		呋喃妥因	−	胎儿溶血	×	×	×
		氯喹	−	胎儿血小板减少	×	×	×
		硫氧嘧啶	+	胎儿甲状腺肿，智能障碍，呆小症	△	△	△
		甲苯磺丁脲	++	胎儿畸形	×	△	△
		塞克利嗪	+	兔唇、腭裂	×	△	△

注：抗寄生虫药（四氯乙烯、依米丁、甲硝唑、土荆芥油、甲紫等）、菌疫苗（三联菌苗、霍乱菌苗、牛痘苗、布氏杆活菌苗、鼠疫活菌苗、钩端螺旋体疫苗、脑膜炎双球菌苗、斑疹伤寒疫苗等）对胎儿均有损害作用，可引起流产、早产或胎儿畸形。

图例说明：禁用×，慎用△。

孕妈妈慎用7类中成药

类别	中成药	药效	毒性
泻下药	十枣丸、舟车丸、麻仁丸、润肠丸等	有润肠通便等作用	有损胎气
祛风湿痹痛类药	虎骨大瓜丸、活络丸、天麻丸、虎骨追风酒、华佗再造丸、伤湿止痛膏等	以祛风、散寒、除湿、止痛为主要功效	含有活血的成分，或性质辛热，有损胎气
消导类药	槟榔四消丸、九制大黄丸、清胃和中丸、香砂养胃丸、大山楂丸等	有消食导滞、消痞化积的作用	具有活血行气及攻下之效，容易导致流产
清热类药	六神丸、牛黄解毒丸、败毒丸、消炎解毒丸等	具有清热解毒、泻火、燥湿等功效	六神丸在孕早期服用可导致胎儿畸形，孕晚期服用则易导致儿童智力低下等，另外几种清热类中成药易导致流产
理气类药	木香顺气丸、气滞胃痛冲剂、开胸顺气丸、十香止痛丸等	具有疏畅气机、降气行气的功效	下气破气、行气解郁力强
活血类药	七厘散、小金丹、虎杖片、脑血栓片、云南白药、三七片等	具有活血化淤、理血活络功能	容易导致流产
开窍类药	冠心苏合丸、安宫牛黄丸等	具有开窍醒脑功能	因含有麝香，容易导致流产

附录Ⅳ 宝宝疫苗接种

计划内疫苗（一类疫苗）			
接种时间	接种疫苗	次数	可预防的传染病
出生时	乙肝疫苗	第一次	乙型病毒性肝炎
	卡介苗	第一次	结核病
1月龄	乙肝疫苗	第二次	乙型病毒性肝炎
2月龄	脊灰疫苗	第一次	脊髓灰质炎（小儿麻痹）
3月龄	脊灰疫苗	第二次	脊髓灰质炎（小儿麻痹）
	无细胞百白破疫苗	第一次	百日咳、白喉、破伤风
4月龄	脊灰疫苗	第三次	脊髓灰质炎（小儿麻痹）
	无细胞百白破疫苗	第二次	百日咳、白喉、破伤风
5月龄	无细胞百白破疫苗	第三次	百日咳、白喉、破伤风
6月龄	乙肝疫苗	第三次	乙型病毒性肝炎
	A群流脑疫苗	第一次	流行性脑脊髓膜炎
8月龄	麻风疫苗	第一次	麻疹、风疹
	乙脑减毒活疫苗	第一次	流行性乙型脑炎
9月龄	A群流脑疫苗	第二次	流行性脑脊髓膜炎
1.5岁	甲肝疫苗	第一次	甲型病毒性肝炎
	无细胞百合破疫苗	第四次	百日咳、白喉、破伤风
	麻腮风疫苗	第一次	麻疹、风疹、腮腺炎
2岁	乙脑减毒活疫苗	第二次	流行性乙型脑炎
	甲肝疫苗 （与前剂间隔6~12个月）	第二次	甲型病毒性肝炎
3岁	A+C群流脑疫苗	第一次	流行性脑脊髓膜炎
4岁	脊灰疫苗	第四次	脊髓灰质炎（小儿麻痹）
6岁	A+C群流脑疫苗	第二次	流行性脑脊髓膜炎
	白破疫苗	第一次	白喉、破伤风

计划外疫苗（二类疫苗）	
体质虚弱的宝宝可考虑接种的疫苗	
流感疫苗	对于7个月以上患有哮喘、先天性心脏病、慢性肾炎、糖尿病等疾病，以及抵抗能力差的宝宝来说，一旦流感流行，就很容易患病并诱发旧病，家长应考虑接种此疫苗
肺炎疫苗	肺炎是由多种细菌、病毒等微生物引起的，单靠某种疫苗预防效果有限。一般健康的宝宝不主张选用，但体弱多病的宝宝，应该考虑选用
流行病高发区应接种的疫苗	
B型流感嗜血杆菌混合疫苗（HIB疫苗）	世界上已有20多个国家将HIB疫苗列入常规计划免疫。5岁以下的宝宝容易感染B型流感嗜血杆菌。它不仅会引起小儿肺炎，还会引起小儿脑膜炎、败血症、脊髓炎、中耳炎、心包炎等严重疾病，是引起宝宝严重细菌感染的主要致病菌
轮状病毒疫苗	轮状病毒感染是3个月到2岁的婴幼儿发生病毒性腹泻最常见的原因。接种轮状病毒疫苗能避免宝宝发生严重腹泻
狂犬病疫苗	狂犬病发病后的死亡率几乎是100%，还未有有效治疗狂犬病的方法。凡被病兽或带毒动物咬伤或抓伤后，应立即注射狂犬病疫苗。若被严重咬伤，如伤口在头面部、全身多部位被咬伤、深度咬伤等，应联用抗狂犬病毒血清
即将上幼儿园的宝宝可考虑接种的疫苗	
水痘疫苗	如果宝宝抵抗力差，应该选用；身体好的宝宝可用可不用；不用的理由是水痘是良性自限性的"传染病"，列入传染病管理范围；但即使宝宝患了水痘，产生的并发症也很少